U0741256

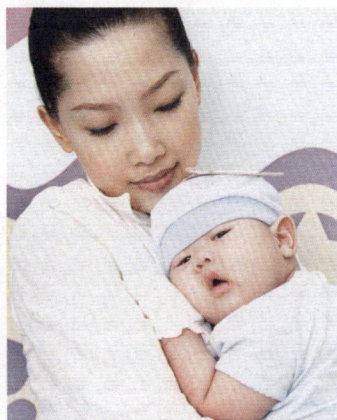

第一次
喂母乳

黄资里 陶礼君 著

辽宁科学技术出版社
·沈阳·

Contents

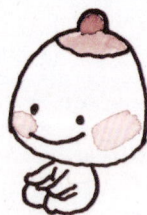

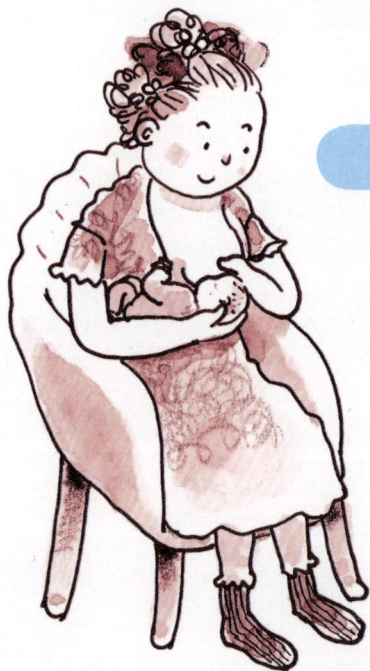

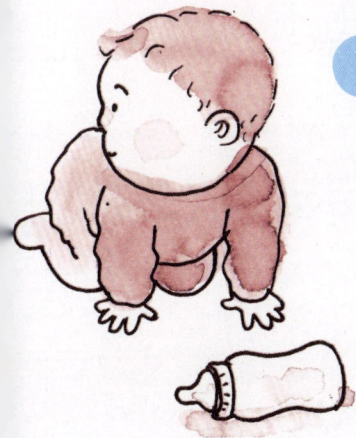

Contents

第一次喂母乳

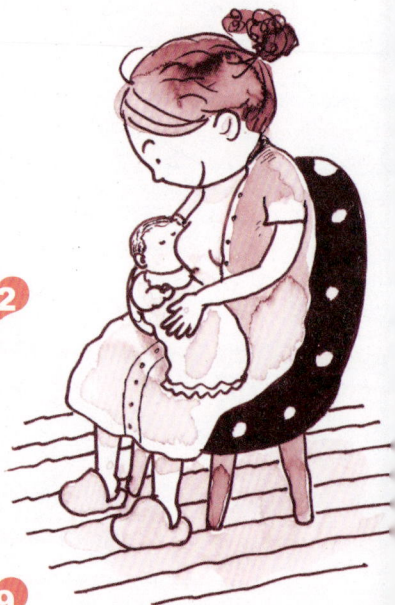

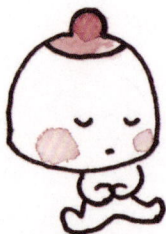

第 一 次 喂 母 乳

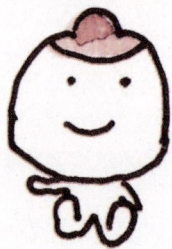

母乳
妈妈给宝宝的
第一份见面礼

❶ 母乳的好处
❷ 母乳的经济价值

❶ 母乳的好处

　　老天爷赐给新生儿最珍贵的天然食物就是母乳，因为它所含的营养成分既完整又无可替代，同时会随着新生儿的成长而变化，以适应宝宝每个阶段发育的需要。

　　随着科技的进步，不断推陈出新的营养成分被添加到婴儿奶粉（配方奶）中，婴儿奶粉的品质也在不断地进步。然而，母乳仍是最自然、最适合宝宝的食物。这也就是为什么各个品牌的婴儿奶粉尽其所能地要把自家商品"母乳化"，企图做到最大限度地接近母乳，以吸引消费者。只不过，婴儿奶粉的成分再多、再好，也只能达到"近似"母乳的程度，却绝对无法替代母乳的营养价值。

　　经过长时间的专业研究发现，几乎每一个妈妈的奶水都能完全适合她的宝宝，例如，早产儿妈妈的奶水成分就与足月儿妈妈的奶水不同。同时随着宝宝的成长，妈妈乳汁里的成分也随时在改变。而且，喝母乳除了对宝宝有好处外，妈妈本身更受益匪浅，这使得母乳从"最理想"的婴儿食品晋升成"最完美"的婴儿食品。

For baby **喝母乳对宝宝的好处**
母乳宝宝 = 头好壮壮

增强免疫力，预防感染

　　每一滴母乳都含有数百万个活性白血球，它是一群预防感染的抗体（特别是分娩后立即会分泌的"初乳"），妈妈可借由奶水将这些重要的抗体传给宝宝，为宝宝提供天然免疫能力，让宝宝有能力抵抗外来的感染，抵抗各种疾病（如感冒、腹泻、中耳炎、肠病毒等呼吸

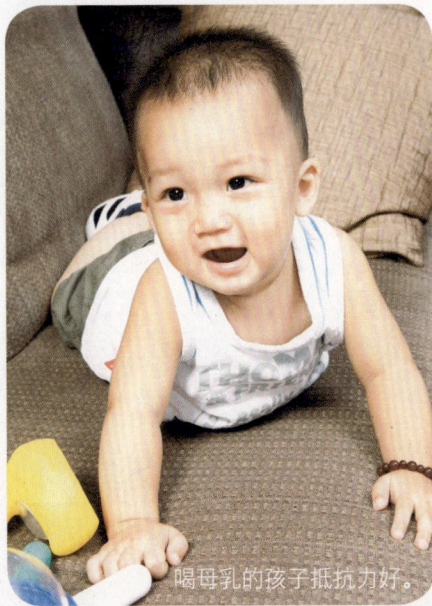

喝母乳的孩子抵抗力好。

道与消化道疾病），通常，建议妈妈哺喂母乳至少6个月，甚至越久越好，因为这些抗体可增强宝宝的抵抗力。

降低过敏，有助智力发展

新生儿的肠道是无菌的，加上免疫功能也不成熟，容易对食物及其他过敏原产生过敏。而母乳除营养价值高外，更含有母体的抗体，对婴儿肠道提供保护，并可中和外来蛋白，降低过敏几率。同时，对儿童期糖尿病、癌症以及鼻炎、哮喘等过敏性疾病亦有预防作用。有研究指出：喂母乳超过4个月，且妈妈在哺乳期间配合避免食用高过敏性食物，可降低宝宝过敏的发生（由47%降为15%）。另外，母乳中含有氨基酸和脂肪酸，是婴儿脑部发育的基本成分，一般说来，喝母乳的宝宝比喝配方奶的宝宝在神经发育、智力发育等方面发展都要好。也因为如此，幼儿尿床的几率也会大幅减少。

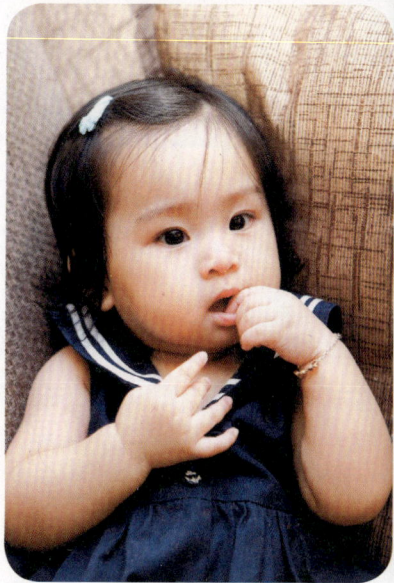

减少便秘，强化牙龈

母乳新鲜、无菌且均衡，所有营养成分直接供给宝宝，不像牛奶在加温或冲泡过程中可能会丧失某些营养成分，所以可避免宝宝发生营养不良或营养过剩的情形，加上容易消化吸收，因此不会引起胀气或肠胃不适，当然也不易便秘。此外，宝宝吸吮母乳时可增加口腔运动（宝宝喝母乳可充分运用上下颚、嘴唇及双颊的肌肉、神经，高达15~20对之多，有别于奶瓶喝奶时只动动嘴唇，日后咀嚼能力会较强），使宝宝牙龈强壮、脸型完美，有助于宝宝日后进食副食品、有利于语言能力的发展，并可加速耳咽管关闭，降低中耳炎的发生。

建立甜蜜的亲子关系

哺乳是母婴关系里一种很甜蜜且重要的经历。通过喂奶的过程，宝

亲自哺乳会使母子
关系更甜蜜。

宝呼吸着妈妈的气息，感觉如同仍在腹中般的安全，且借由妈妈怀里的安抚，宝宝得到温暖与满足，使母婴之间产生"一体"的情怀，有助于两者建立起一种亲密友爱的关系，而这样的关系将会一直存在于母子之间，并会延伸至未来。

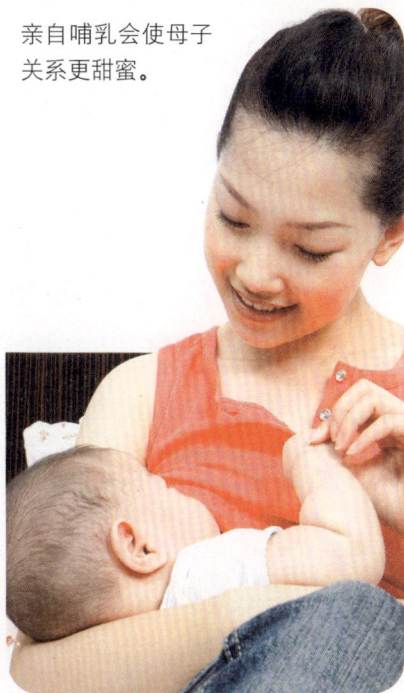

For mother 喂母乳对妈妈的好处
母乳妈妈 ＝ 又瘦又美

帮助产后身材的恢复

根据统计，妈妈喂母乳每天可消耗0.4~1千卡热量（一般上班族，每天所需的热量1.2~1.5千卡，换句话说，喂母乳两天就等于消耗掉一天的热量），只要配合适当的饮食就可很快恢复窈窕身材。

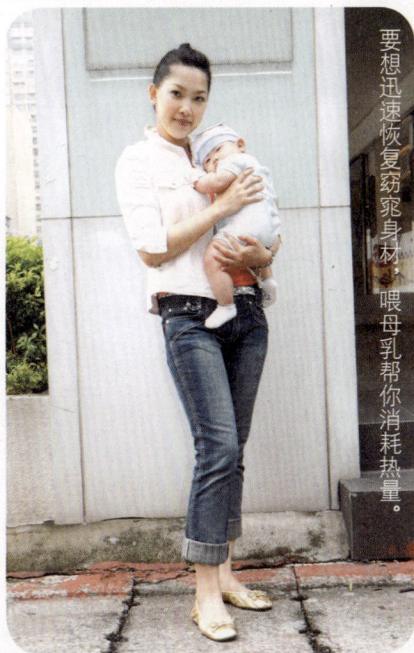

要想迅速恢复窈窕身材，喂母乳帮你消耗热量。

可自然避孕，降低乳癌发生比例

喂母乳不仅会使产后恶露排空的速度加快，而且由于催产激素的作用，可促进产后子宫收缩，促使子宫尽早复原，减少母亲产后出血，降低贫血的几率。另外，还可抑制排卵，延长产后无月经的时间，达到自然避孕的效果。同时，因为激素分泌正常，所以不会有停经前患乳癌或卵巢癌的可能以及停经后患骨质疏松症等情况的发生。

❷ 母乳的经济价值

母乳唾手可得，不需要花钱买，且不需要冲泡、消毒等麻烦程序，既经济又方便。很多给宝宝喝奶粉的妈妈，要带孩子外出时，奶粉、奶瓶、热水大包小包得带一堆，如果是出远门，还得配上个消毒锅。另外，喝母乳无须消耗资源，且减少废弃物的产生，进而达到环保的目的，何乐而不为呢！

说到钱，就是个再现实不过的事了，而有了孩子更是需要精打细算，把钱花在刀刃上。现在，将这些好处换算成实际数字，看，真是一笔可观的数目啊！

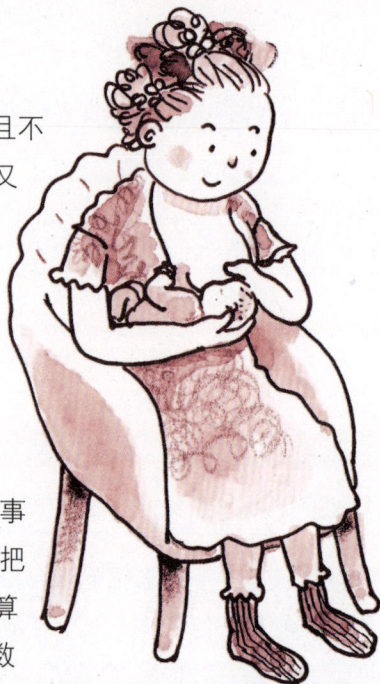

让我们来算算喝母乳到底可以省下多少钱：		
省钱项目	计价方式	合计
配方奶粉费（1年）	180元×4罐（每月）×12月	8640元
喝奶粉所需相关用品（1年）	奶瓶、奶嘴、消毒锅	1000元
营养补给品（钙粉、维生素……）	每月约300元×12月	3600元
牙齿矫正（2年）	矫治器、保持器	7000元
带孩子看病	医疗费用、来回奔波、请假	无价
妈妈身体健康		无价
家庭气氛好、母子关系佳		无价
总计：20240元，加上3个无价		

第 一 次 喂 母 乳

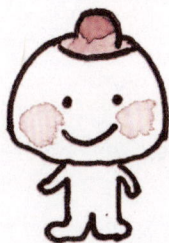

认识母乳

1 无与伦比的最佳配方
2 乳汁是如何产生的？
3 母乳内容大不同

❶ 无与伦比的最佳配方

母乳有适当且均衡的蛋白质、碳水化合物、脂肪、核苷酸、维生素与矿物质，以下是母乳的主要营养成分：

母乳成分表

营养组成	优点
乳糖	乳糖是一种对大脑发育相当重要的碳水化合物，母乳含100%的乳糖，不但可在宝宝体内分解成半乳糖，更容易吸收，并提供热量，还可以在宝宝的肠道分解成乳酸，抑制有害细菌，帮助钙质的吸收
蛋白质	母乳的蛋白质组成是以乳清蛋白为主、酪蛋白为辅，即乳清蛋白：酪蛋白＝60：40。乳清蛋白的优点是可以在胃中形成细柔的凝乳块，宝宝容易消化，且大多数可被人体完全吸收 ❤ 含有多种抗感染的蛋白质如：乳铁蛋白——可抑制细菌的生长；溶菌酶——可直接杀死细菌；免疫球蛋白——增加宝宝的抵抗力；益生菌（比菲德氏菌、乳酸杆菌）——增强肠内的免疫机制，降低宝宝的过敏几率；生长因子——促进睡眠，帮助宝宝快快长大
脂肪	❤ 母乳中的脂肪富含脂肪酶，可帮助脂肪的消化，使脂肪几乎被完全吸收；而配方奶中不含这种酵素，所以，偶尔会在宝宝粪便中发现未完全消化的白色脂肪粒 ❤ 含有多种不饱和脂肪酸（DHA或AA），可帮助宝宝脑部及视网膜发育 ❤ 含有人体所需要的胆固醇，胆固醇及DHA是提供身体及大脑发育的重要成分，若缺乏会导致心脏及中枢神经疾病 ❤ 可随宝宝的年龄增大而自动调节脂肪含量，随时符合宝宝的需求，不至于过多或缺乏，恰到好处
牛磺酸	母乳中所含的牛磺酸可帮助脂肪的消化吸收，有助于宝宝中枢神经系统及视网膜的发育
核苷酸	母乳中含具有重要生理功能的5种核苷酸。核苷酸是人体中掌管遗传的重要成分——DNA、RNA的基本元素，对体重不足的宝宝的成长发育很有益处
维生素	❤ 维生素A——有抗氧化作用，调节细胞生长、促进骨骼及牙齿正常生长、帮助宝宝的视觉发展及增强免疫能力 ❤ 维生素C——母乳中含有丰富的维生素C，吃母乳的宝宝不需额外添加，它可强化免疫能力，减低过敏症状，也与神经传导及细胞生长有关 ❤ B族维生素——母乳中有均衡的B族维生素，可帮助体内各种酵素的转换，若缺乏则可能导致生长迟缓、神经病变及恶性贫血等问题

营养组成	优 点
胡萝卜素	母乳（尤其是初乳）含有丰富的β胡萝卜素，可在体内转换为维生素A，具有强大的抗氧化功能，对宝宝的视觉发育十分重要，且可维护宝宝的细胞及组织健康成长，让宝宝有较好的抵抗力
矿物质	❤ 铁——母乳中的铁50%~75%可被吸收，可满足宝宝最初4~6个月的需求，可预防缺铁性贫血的发生，更能帮助宝宝智能的正常发展。而添加的铁使某些细菌容易生长，而增加感染机会 ❤ 钠——母乳的钠含量低，可减轻宝宝的肾脏负担，摄取钠含量高的食物可能导致高血压的发生 ❤ 锌——与生长发育及皮肤的健康有关。缺锌会导致生长迟缓，也会造成皮肤、肠道黏膜、免疫系统的受损 ❤ 钙——钙对于新生儿智力发育与神经系统十分重要，缺钙更会影响宝宝的智力发展，而缺钙的新生儿免疫系统较差 ❤ 硒——是一种抗氧化酶，缺硒会造成微血管脆弱，也容易引起肌肉无力，心脏受损
味道	母乳的味道会随着妈妈饮食而有所变化，可增进宝宝的新鲜感及帮助宝宝提早适应家庭中食物的味道，有利于6个月后副食品的添加，而配方奶的味道却是一成不变的

母乳与其他乳品的比较

奶水中的铁

母乳
50~70微克/100毫升

牛奶
50~70微克/100毫升

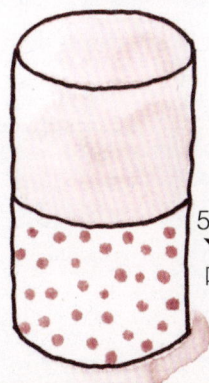
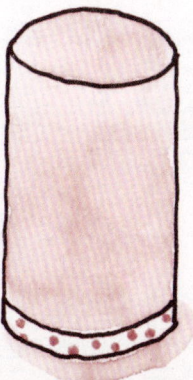
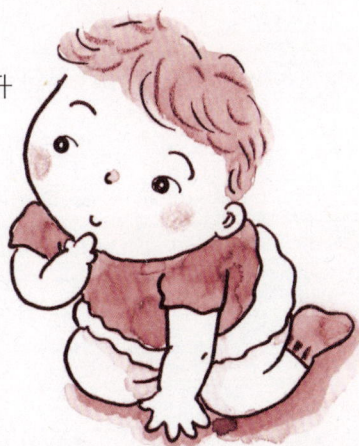

50%

吸收率

10%

奶水有什么不同

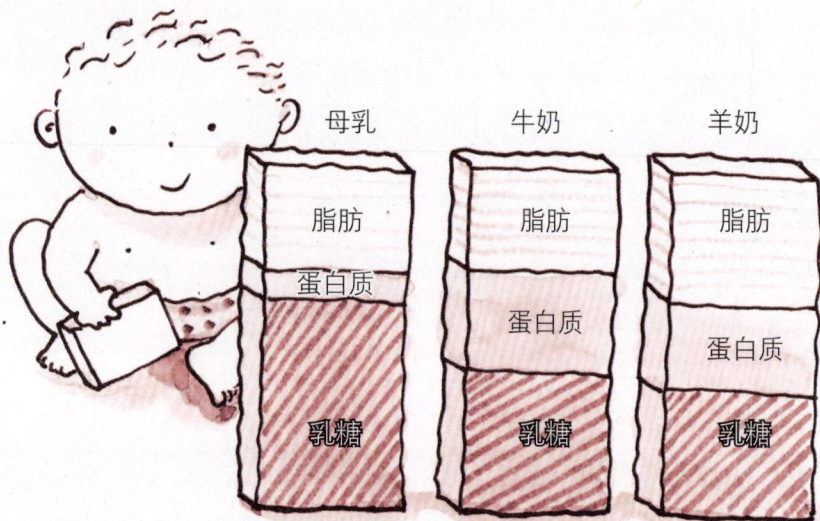

母乳　　　牛奶　　　羊奶

脂肪　　　脂肪　　　脂肪

蛋白质

　　　　　蛋白质

　　　　　　　　　蛋白质

乳糖　　**乳糖**　　**乳糖**

母乳中适量的蛋白质，让宝宝可以完全吸收，并且不会增加肾脏负担。

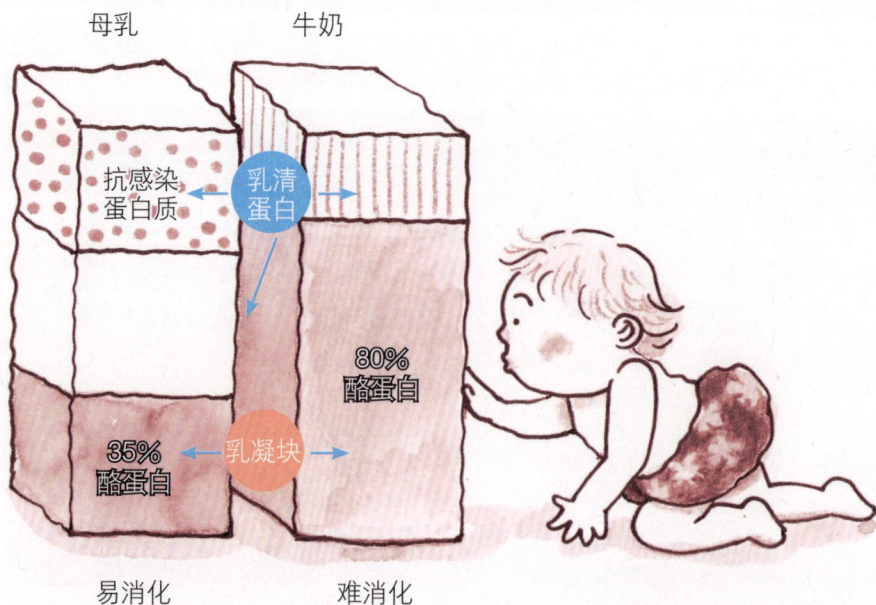

母乳　　　　牛奶

抗感染蛋白质　←　乳清蛋白　→

　　　　　　　　　　　　80%
　　　　　　　　　　　酪蛋白

35%
酪蛋白　←　乳凝块　→

易消化　　　　　难消化

❷ 乳汁是如何产生的？

乳房构造图

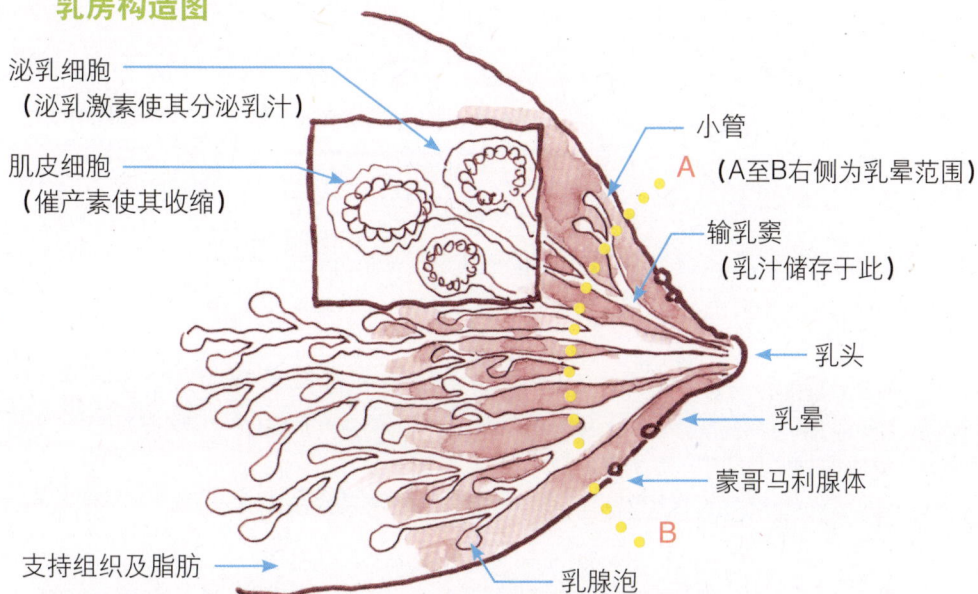

- 泌乳细胞（泌乳激素使其分泌乳汁）
- 肌皮细胞（催产素使其收缩）
- 支持组织及脂肪
- 乳腺泡
- 小管 A（A至B右侧为乳晕范围）
- 输乳窦（乳汁储存于此）
- 乳头
- 乳晕
- 蒙哥马利腺体
- B

乳汁的产生，是胎盘剥离后，刺激脑下垂体分泌大量的泌乳激素及催产素而来的。它的产生可分为两个阶段，一是乳汁的制造，二是乳汁的排出。

当宝宝在吸吮乳房时，会刺激大脑的脑下垂体前叶，促使泌乳激素的分泌，而泌乳激素经由血液送达乳房，使乳房中的泌乳细胞制造出乳汁。与此同时，大脑的脑下垂体后叶，则分泌催产素，催产素经由血液传送到乳房，使乳腺泡周围肌肉及输乳管壁上的细胞收缩，经由输乳管道输乳，进而使乳汁容易经吸吮而排出。

由此可见，母乳的产生是要妈妈及宝宝共同努力的。也就是说：从怀孕的乳房变大，乳腺组织增生时，妈妈为宝宝所建设的"专属母乳餐厅"就已经完工了，然后等妈妈生产后，宝宝开始吸吮乳房时，才开始"正式营业"！

在怀孕时期，乳房不断地变大，看上去，好像装了很多乳汁的样子，但实际上在孕期的乳房是不会分泌乳汁的（除非中止怀孕，并开始吸吮乳房）。

有少数的妈妈在孕期洗澡或刺激乳头时，会有少许乳汁在乳头上出现，那是正常的，请妈妈不要因为好奇，就刻意去挤它，小心因为过度刺激乳头而导致子宫收缩，甚至引发早产。到时候，可就真的会开始分泌乳汁了。

其实每位妈妈从怀孕经过生产到产后哺喂母乳，99%的妈妈经过宝宝的吸吮都能正常分泌乳汁。由于婴儿吸吮乳房直接关系着乳汁的形成和乳汁分泌量的多寡，所以正确喂奶的流程，不是等产后有乳汁分泌才开始哺乳，应该是借由宝宝的吸吮，乳房便会开始分泌乳汁。这也就是为什么越早开始哺乳，乳汁就会越早分泌，也同时说明了"产床上即刻吸吮"的重要性。

何谓"产床上即刻吸吮"有什么好处?

新生儿刚出生时，就好像是刚坐完云霄飞车似的，此时的宝宝是处于一种安静的警戒状态。眼睛睁得大大的，注意力非常集中，正是妈妈与宝宝情感交流的最佳时刻！若能在产后让宝宝即刻吸吮乳房，不但可以吸到妈妈的"超级营养品"——初乳，内含有超丰富的抗体，且能因为吸吮的动作，刺激催产素的分泌，而使子宫收缩，减少产后出血的可能，加速子宫恢复到生产前的大小。换言之，产后即刻吸吮能创造妈妈与宝宝之间极其微妙的互动。另外，有研究指出：产后即刻吸吮（皮肤对皮肤的接触），能使足月婴儿出生后体温尽快上升（维持在37℃），同时血糖较为稳定，宝宝哭闹机会比较低。

泌乳激素与催产素

怀孕时，妈妈身体内的激素会自动改变，为喂母乳做准备，所以生产后，有两种反射作用（泌乳反射与喷乳反射）能够让妈妈提供适当的奶水给宝宝。

泌乳激素是脑下垂体分泌的一种激素，它能刺激乳房中的乳腺细胞分泌奶水。宝宝吸吮妈妈的乳房时，会刺激乳头的神经，这些神经会传导信息到大脑，从而制造泌乳激素，并分泌奶水给宝宝。所以，宝宝吸得越多，妈妈分泌的奶水也越多；反之，若宝宝吸吮的越少，妈妈分泌的奶量也会降低，一旦婴儿不吸吮母亲的乳房，母亲就会停止制造奶水。

泌乳激素

一般说来，泌乳激素在夜晚分泌得较为旺盛，有研究指出，凌晨3~4点钟可能是分泌的高峰期，因此只要宝宝想吃，妈妈应该持续在夜间喂母乳，尤其是宝宝刚出生的2~3个月之内，因为在这段期间是婴儿与母亲建立稳定的奶水供需的关键期。

泌乳激素

在喂食后分泌以制造下一餐

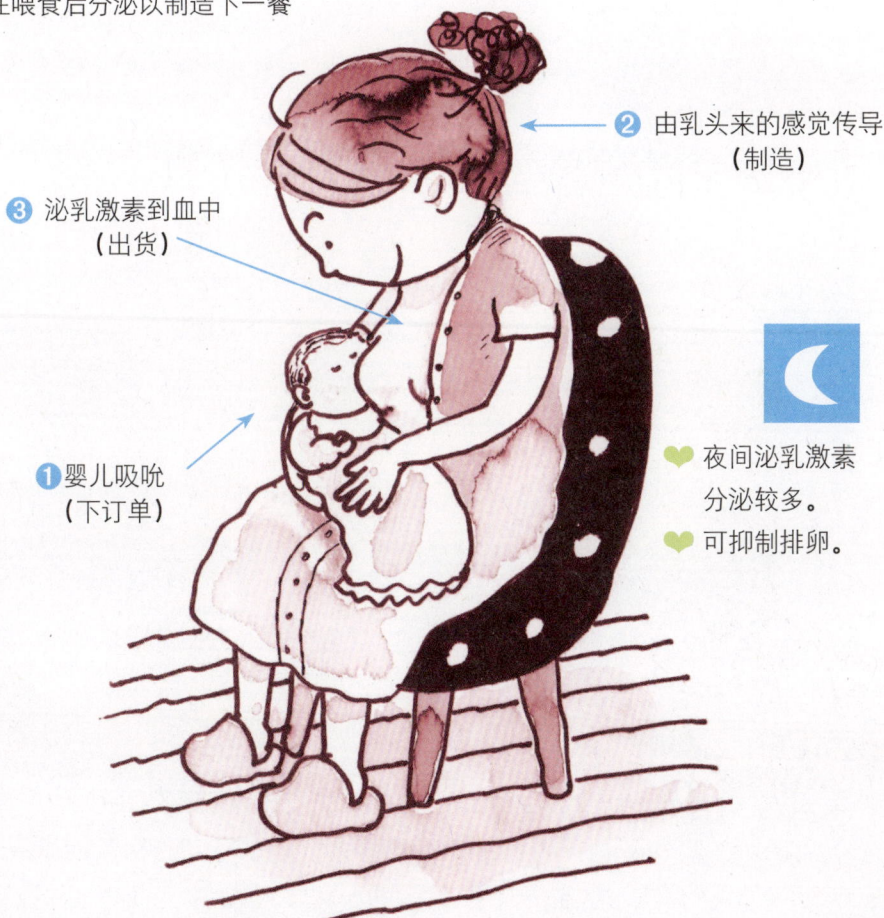

❷ 由乳头来的感觉传导
（制造）

❸ 泌乳激素到血中
（出货）

❶ 婴儿吸吮
（下订单）

💚 夜间泌乳激素
分泌较多。
💚 可抑制排卵。

催产素

这种激素的作用是帮助奶水喷出乳头，称之为"催产反射"或是"喷乳反射"，催产素能够让乳腺周围的小肌肉细胞收缩，让奶水从乳头流出来，进而帮助婴儿得到充分的奶水。因此，喷乳反射又称为"奶阵来了"。

由于喷乳反射很容易受妈妈的感觉、想法、情绪所影响，所以当妈妈抱着宝宝，看着他可爱天使般的脸庞，发现宝宝正在找奶喝的动作出现时，往往可以激起蓄势待发的喷乳反射，让乳汁像喷泉般地一涌而出。相反的，若妈妈对宝宝的想法是负面的（例如：不满意宝宝的性别），或者妈妈身体疲惫、没有适当的休息、压力过大、缺乏自信（担心乳汁不足）等，都会影响喷乳反射，导致奶水大量减少。所以，妈妈在喂母乳期间，要保持身心愉悦，才能使乳汁多又多！

喷乳反射：1

在喂食前或喂食中发生效力使奶水流出。

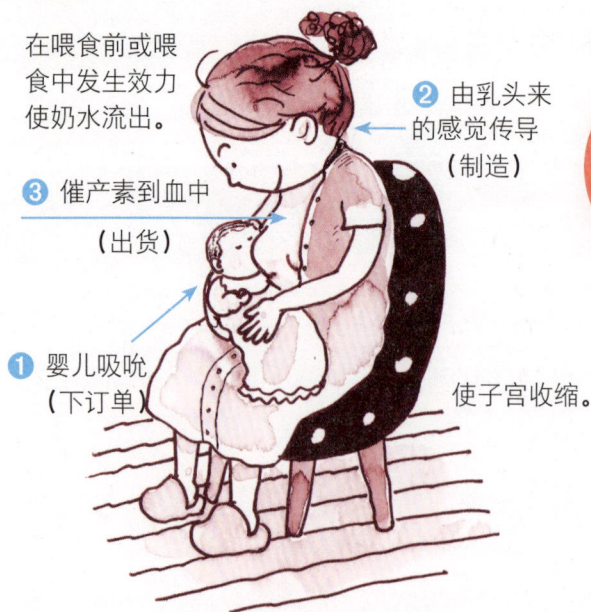

② 由乳头来的感觉传导（制造）

③ 催产素到血中（出货）

① 婴儿吸吮（下订单）

使子宫收缩。

喷乳反射：2

想着婴儿甜美的声音、可爱的形象同时产生自信

担忧... 压力... 疼痛... 怀疑...

这些帮助反射

这些抑制反射

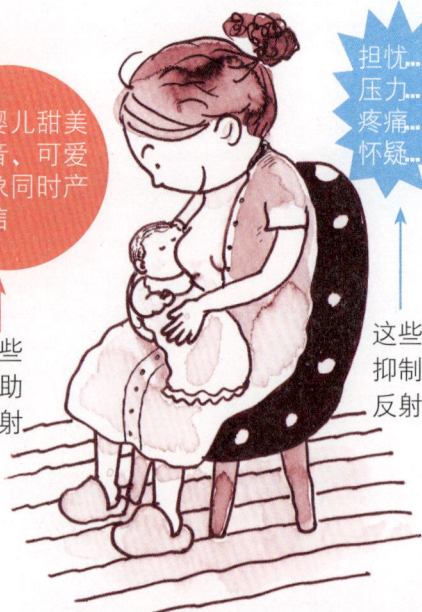

另外，在喂奶前喝一杯温热的饮料或热汤，以及热敷乳房或温水淋浴等都是不错的方法。也可以进行背部按摩，用大拇指沿着脊椎两侧环形按摩，以妈妈觉得舒服的力度即可，或者将身体向前倾斜，轻轻左右摇晃乳房，借由地心引力的协助，帮助奶水喷出。

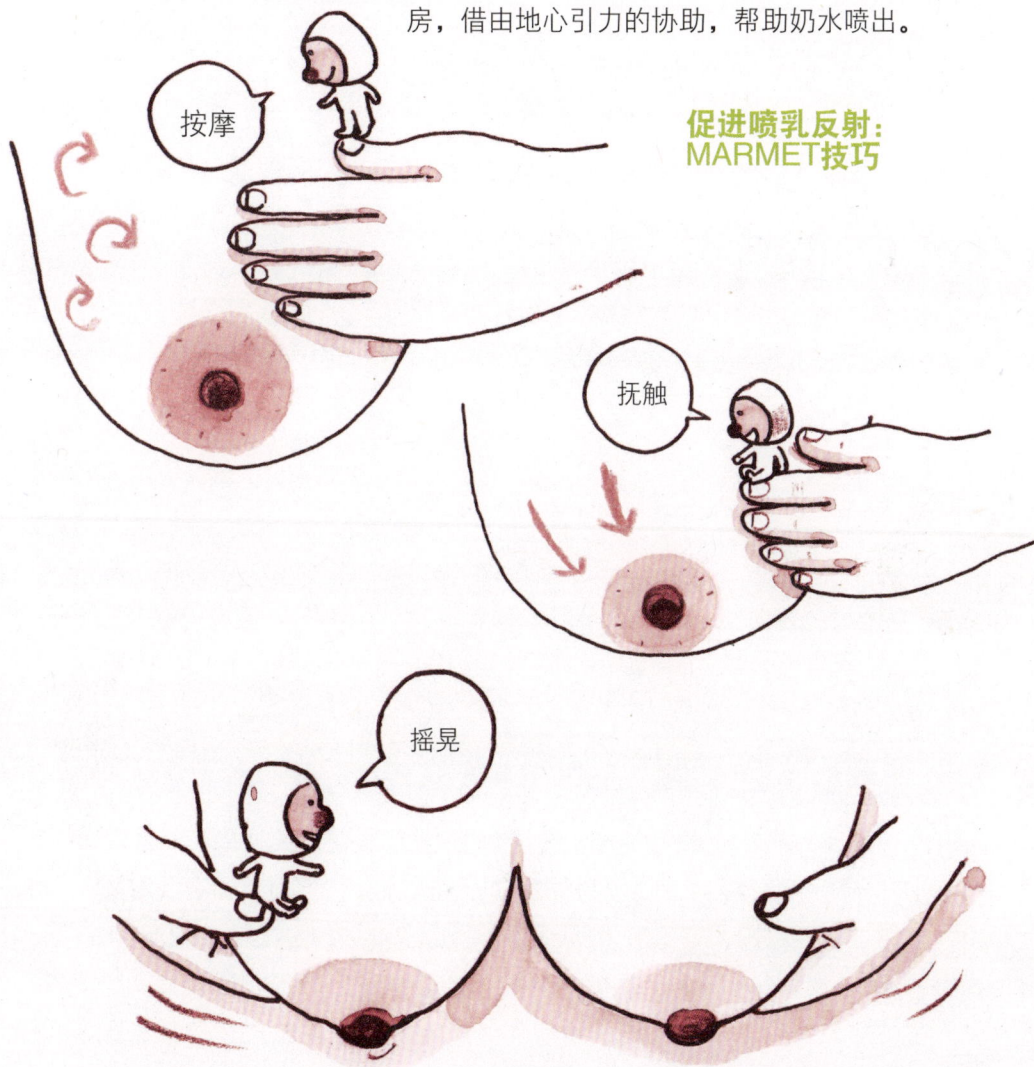

按摩

促进喷乳反射：
MARMET技巧

抚触

摇晃

❸ 母乳内容大不同

何谓初乳？

初乳是哺乳妈妈生产后的头几天所制造的乳汁，颜色较黄且浓。大多数的妈妈使用吸乳器挤了很久，可能只有1~5毫升，常会让跃跃欲试、满怀期待的妈妈非常

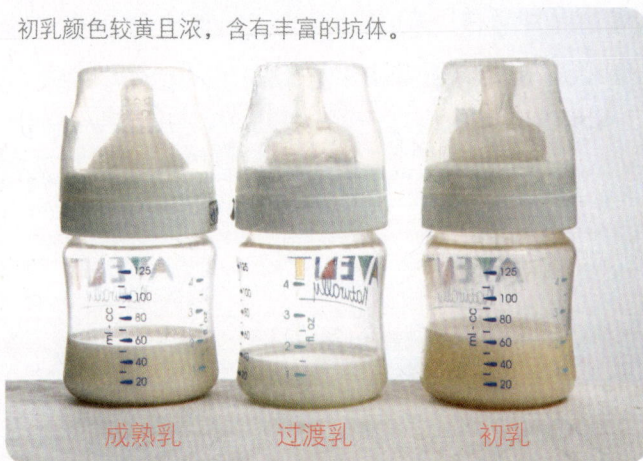

初乳颜色较黄且浓，含有丰富的抗体。

成熟乳　过渡乳　初乳

沮丧，从而失去哺乳的信心；初乳的量虽然不多，但却足以提供宝宝头几天足够的营养及热量。

通常，产床上即刻吸吮，可让宝宝立即喝到第一口初乳，就好像帮宝宝注射了一剂免疫球蛋白，为宝宝打造第一道防线，接下来母婴同室更是不可或缺的重要过程，唯有如此才能确保宝宝获得全部的初乳。

何谓成熟乳？

生产过后几天，初乳慢慢地由过渡乳转变为成熟乳，其过程约为7天。随着宝宝的成长，乳汁的成分会有所变化，唯有母乳才能产生如此的变化，无论宝宝是早产儿、足月儿，皆能满足需求。成熟乳的奶量最大，能使乳房感觉充盈，让妈妈有"奶水来了"的感觉，使妈妈能明确看到乳汁流出，信心大增。成熟乳中含有最适合宝宝的蛋白质、容易吸收的脂肪、更多的乳糖、丰富的维生素及矿物质等营养物质。成熟乳配合着宝宝的需求来分泌，宝宝有效吸吮次数越多，乳汁分泌就越多，一般来说，宝宝6~12周大时，乳汁的分泌量能达到最平衡的状态。

何谓前奶、后奶？

母乳就好比神秘的魔术师躲在妈妈的身上，随时观察宝宝的状况，应不同的时间、需求，变出不同成分的母乳。每一次的哺乳，甚至一天中不同的时段所分泌出来的乳汁成分也不同，这就是母乳的神奇之处。

前奶指的是：在同一次的哺乳过程中，刚开始制造出来带点"蓝色"的奶水；含有脂肪、蛋白质、乳糖、较多的水分及其他营养物质。

后奶指的是：在同一次的哺乳过程中，后面制造出来的奶水；含有较多的脂肪、蛋白质、乳糖、水分及其他营养物质，较多的脂肪使后奶看起来颜色较前奶浓白。

初乳与成熟乳的成分比较

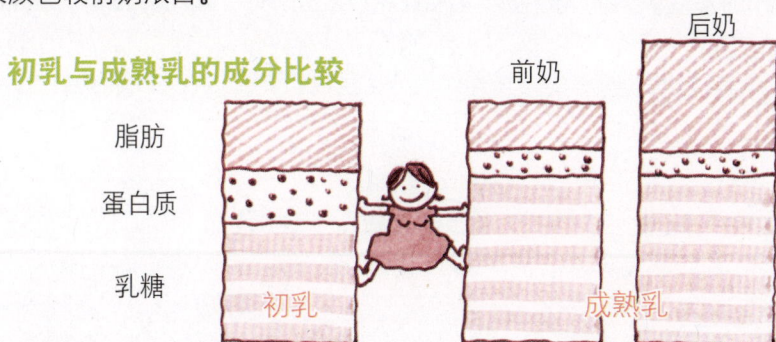

然而前奶和后奶没有明显的区别，在每次哺乳的过程中，脂肪的含量是慢慢地增加的，若真的要给妈妈一个准则，那么，可以说：哺乳开始的10~15分钟称为前奶，其后称之为后奶；不过，因为每位宝宝的吸吮能力及强度不同，所以无法完全用时间来界定。吸吮能力强的宝宝，能够很快地就让脂肪浓度增加；而吸吮能力差或含乳含得不好的宝宝，可能需要花比较长的时间才能喝到较多的脂肪。

然而，最重要的是：要确定宝宝确实吸到乳汁，每次吸吮的时间越长，越能确定宝宝吸到足够的脂肪（每次吸吮时间尽量不要超过40~60分钟，否则可能会导致妈妈及宝宝都过于疲惫）。一般而言，不要让宝宝太快更换到对侧乳房，否则可能换来换去吸到的都是前奶；可以每次只喂一侧乳房，直到宝宝自己满足得松口，自然离开乳房为止。

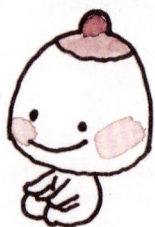

妈妈的乳房变化

1 怀孕期的乳房变化

2 胀奶是什么样的感觉?

❶ 怀孕期的乳房变化

　　自受精卵着床于子宫内膜的那一刻，也就是怀孕的开始，身体便会分泌各种的激素，接着促使胎盘的形成，以提供胎儿在子宫内的发育与成长，一直到出生。这些激素的分泌量约为平时的20倍，而激素的分泌使孕妇的身体、乳房甚至心理都产生了微妙的变化。

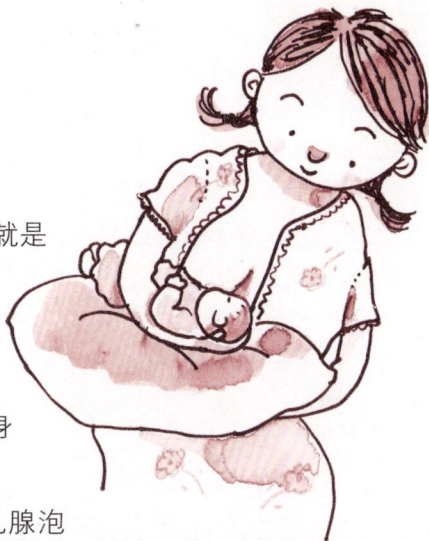

　　就乳房本身而言，乳房中的乳腺管、乳腺泡等乳腺组织迅速增加，乳房随之变大，乳房的血管也会增生使得怀孕时的乳房是平时的2倍。这个现象是为了产后喂奶所做的必要准备。此外，不但乳房变大，乳头及乳晕也会随之变大，再加上黑色素沉淀，乳头及乳晕可能会变为茶色或淡咖啡色，且乳晕上会出现些许小而白色凸起的皮脂腺（又称蒙哥马利腺体，此皮脂腺会分泌脂质，以保护乳头及乳晕），有些人可能会误以为是粉刺或青春痘，千万别动手挤。

　　也有的妈妈乳房在整个怀孕过程始终如一，没有变大，别担心！乳房的大小与乳汁的多寡没有关系，不在于乳房大小，只在于技巧，只要妈妈们掌握哺乳技巧，就一定会成功。

　　由于怀孕时乳房变大，妈妈可能会更换2～3次内衣，越换越大，越换越有成就感。但在乳房变大的这段期间，准妈妈得注意以下几点：

　　❤ 随着乳房变大，要随时更换材质舒适的内衣，以避免胸部因挤压而变形（外扩、下垂）。

　　❤ 在乳房变大的同时，很有可能产生胸部的妊娠纹（别以为妊娠纹只会出现在肚皮上），所以在抹妊娠霜时，除了肚皮、大腿外，乳房也是重点部位。

　　❤ 因为乳房变大、皮肤扩张，有时会使乳房周围皮肤奇痒难耐，此时，切勿用手抓，教你一个小秘诀：可用冰块来回抹在瘙痒处（将卫生冰块5～10个置于塑料袋中，加少许的水，再包一层棉质手帕），借着冰凉的感觉来改善瘙痒的不适。若实在无法忍受，可告知产科医生，开点止痒药膏备用。总之，就是不能拼命抓，因为怀孕时若皮肤受到过度的外力刺激，会加速黑色素的沉淀，到时候，别人怀孕只有乳晕变为茶色或淡咖啡色，而经不起痒的你，则可能整个乳房都变成了咖啡色。

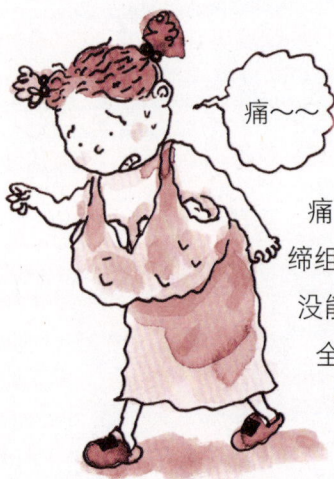

❷ 胀奶是什么样的感觉？

痛～～

当乳汁开始分泌时，乳房会变得比较热、重且疼痛，甚至如石头般硬。这样的肿胀是因为乳房内乳汁及结缔组织中增加的血量及水分所引起的，当妈妈在宝宝出生后没能尽早开始喂母乳，或间隔时间太长才喂，使乳汁无法完全移出，就会让乳房变得肿胀且疼痛。很多妈妈等到有胀奶的感觉才开始喂母乳，就会导致乳房肿胀如石头，无法穿胸罩支撑，造成举手、侧卧、走动，甚至抱宝宝喂奶等牵动乳房肌肉的动作就疼痛不已，难以忍受，影响喂母乳的过程及情绪。

现在我胀奶，举不起来

预防乳房肿胀的最好方法，就是及早让宝宝开始吸吮，在出生2小时内开始喂母乳，越勤快越好（2～3小时1次），以便排出乳汁，使乳腺管通畅，如此，就不会产生胀奶。

手举起来

当乳房发生肿胀时，会迫及乳腺管，而使乳汁不易流出，此时，喂奶前可先热敷乳房，而喂奶时，手以C形握住乳房，先往胸壁压，再以大拇指及食指压住乳晕，挤出一些乳汁，使乳房变软后，再让宝宝吸吮。万一宝宝不肯吸奶时，得帮助妈妈将乳汁挤出（可用挤奶器），以减轻胀奶的不适。通常，妈妈在喂完奶后，胀奶的感觉都会减轻，乳房会变软，感觉也会比较舒服。

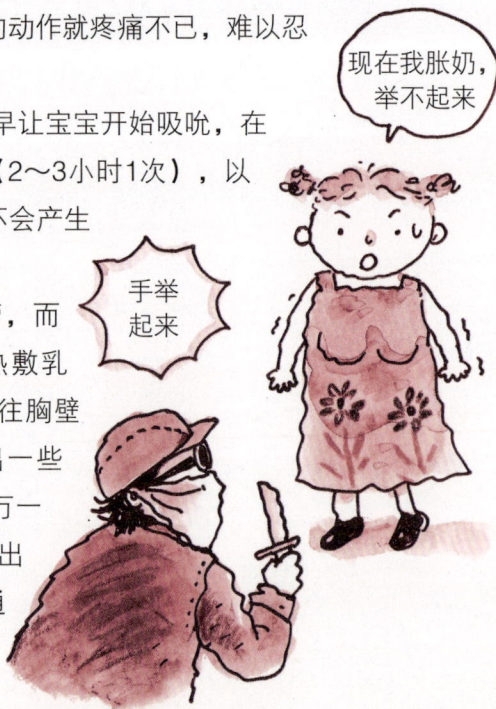

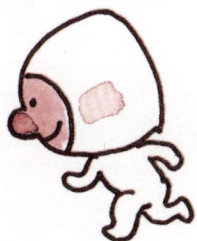

❶ 观察宝宝反应

喂奶前，先判断宝宝饿了没有。

宝宝若饿了，嘴巴可能会出现吸吮的动作，或是吸自己拳头的动作。另外，以手指碰触宝宝的嘴角，如果宝宝有吸吮的反应，或脸部偏向受碰触嘴角的一侧，就表示肚子饿了，此即所谓"寻乳反射"。接着，检查尿布是否干爽，因为让宝宝在最舒适的情况下喝奶，可促进他的食欲。另外，吸引宝宝吸奶的方法，可先挤出几滴乳汁在乳头上，增加宝宝吸吮的意愿。

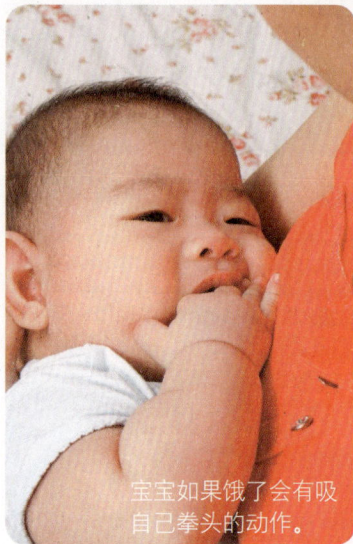

宝宝如果饿了会有吸自己拳头的动作。

❷ 喂奶的姿势及吸奶的方式

♥ 喂奶前，双手应先洗干净，乳房稍微擦拭即可，然后记得让自己有个舒服的姿势，或躺或坐皆可。如果是坐姿，最好是有靠背、扶手的椅子，腰后及腿上放靠垫支托，以及高矮适中的搁脚处。通常建议在月子里的妈妈尽量采用侧卧姿势喂奶，比较轻松舒适。

♥ 喂奶时，妈妈将宝宝抱在胸前，使宝宝的胸腹部贴着妈妈的胸部，并将宝宝的口唇和妈妈的乳房维持在同一水平上，使其能含着整个乳头及大部分乳晕；必要时可用另一侧手扶着乳房，以大拇指和食指，把乳头稍微放置在宝宝的上唇人中、靠近鼻子的地方，让宝宝可以闻到母乳的味道，诱发宝宝的食欲进而使宝宝张大嘴巴，含住大部分乳晕。要注意：在抱宝宝的同时，千万不要强制压迫宝宝的头来吸吮乳房，而是应该支撑着宝宝的颈部及头部，使宝宝的头部有些许空间可以自然地往后伸展，才有机会将嘴巴张得更大，更容易大口大口地喝母乳。

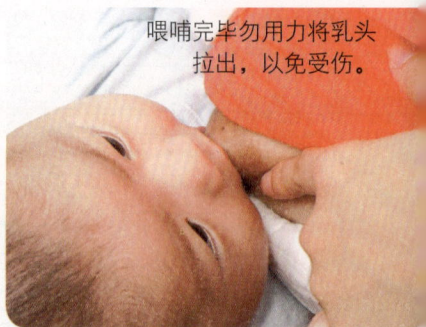

喂哺完毕勿用力将乳头拉出，以免受伤。

❤ 常更换不同姿势喂奶，例如：摇篮式、橄榄球式。

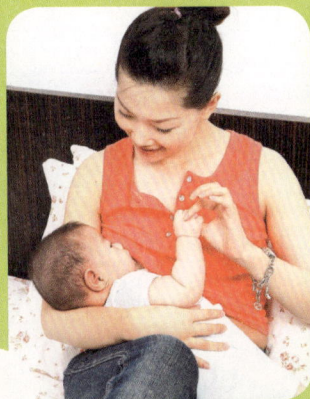

1 摇篮式抱法：
用一手伸向宝宝的背部，经过腋下扣住宝宝大腿，另一手用C字形握法托住乳房喂奶。

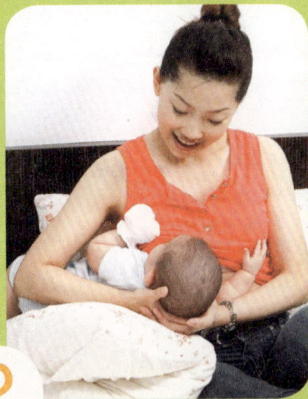

2 橄榄球式抱法：
用一手手掌托住婴儿头部，手肘夹住婴儿身体贴近母亲，将之夹于腰侧，另一手用C形握法握住乳房。此一抱法较适于剖腹产妇，这样不会触碰到开刀的伤口。

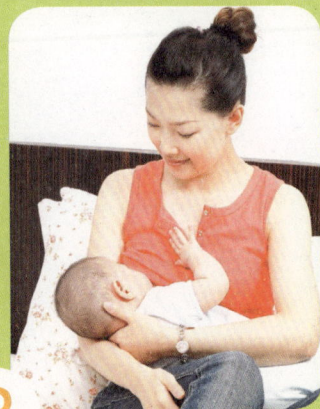

3 修正橄榄球式抱法：

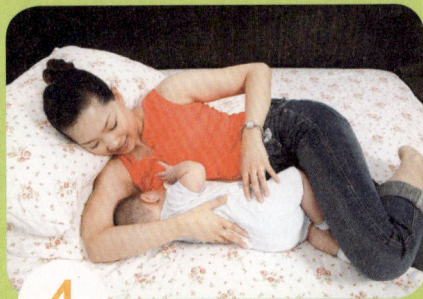

4 卧姿：

❤ 每次喂奶时，最好两边乳房换着喂，也就是每次喂奶采用交替的方式，如这次先喂左侧，则下次从右侧开始喂，且每边乳房至少要喂10~15分钟，宝宝才能吸吮到足够的乳汁，而妈妈也不会有一边乳房特别肿胀的感觉。

❤ 每次喂奶后，妈妈可将未喂食宝宝的一侧乳房中的乳汁以吸乳器挤出后保存，这也是使乳汁大增的好方法。

❤ 如果奶胀得很厉害时，宝宝无法含住乳晕，可先将乳汁挤出一些或热敷乳晕处，待乳晕处较柔软时再让宝宝吸吮。

❤ 当喂饱时，宝宝通常会很满足地自然松开；若中途想将宝宝分开时，要温柔地用另一侧的手指在宝宝嘴角边压下去，或伸入嘴角以手指保护乳头，让宝宝停止吸奶动作再轻轻地拉出乳头（若直接用力将乳头拉扯出来，很可能会使乳头受伤）。

❤ 哺喂时，应注意宝宝的呼吸是否通畅，如果担心乳房阻碍了宝宝的呼吸，可用指头将乳房压离宝宝的鼻子。不过别太担心，聪明的母乳宝宝，通常会自动调整出适当的方位来吸奶，绝不会让自己无法呼吸的。

❤ 喂奶后，可让婴儿坐直或趴在妈妈肩上，由下而上轻轻叩拍背部排气，以免打嗝溢奶。不过，大部分吃母乳的宝宝是不会吸进很多空气的。

基本的排气法有3种：

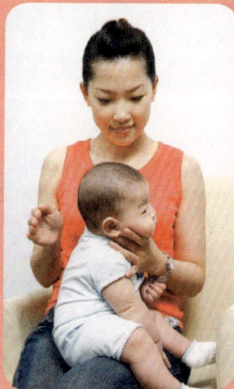

1 托住宝宝的下巴和前胸，并且让宝宝呈直立坐姿坐在妈妈的大腿上，另一手将掌弓着，由下往上叩拍背部。

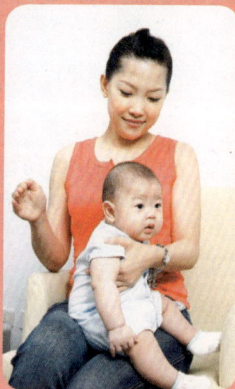

2 托着宝宝胳肢窝的位置，使其前臂支撑宝宝头部，用弓着的手掌，由下往上拍背。

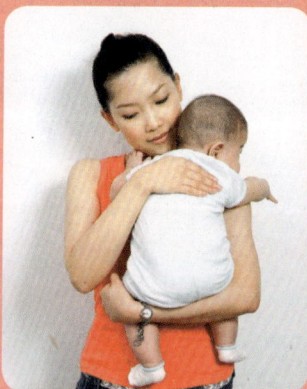

3 将宝宝抱起，让宝宝侧靠在妈妈的肩膀上，排气前先放置块小布巾在肩上，以防宝宝吐奶。排气时一手托住宝宝的屁股，另一手弓着手掌由下往上拍背。此时注意必须将宝宝的脸侧摆，以免因毛巾阻塞口鼻而造成宝宝窒息。

❸ 如何判定宝宝是否吸到奶（如何判断正确含乳方式）

正确的含乳方式必须含住大部分的乳晕。

　　首先妈妈要有个正确的认识：宝宝是吸吮"乳房"，而不是吸吮"乳头"。所以我们可以从宝宝的脸颊、嘴唇形状、舌头位置及吸吮的声音、吞咽动作，来判断宝宝是否吸到了乳汁。

外观部分：

❤ 小宝宝可以含入大部分的乳晕，包括输乳窦（乳晕及皮肤交接处）。

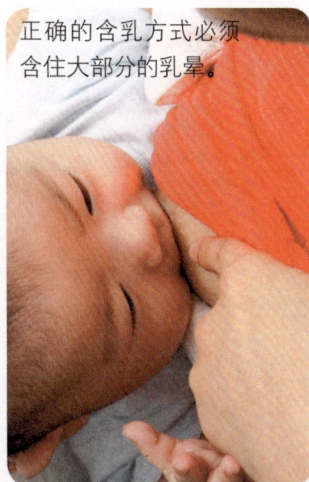

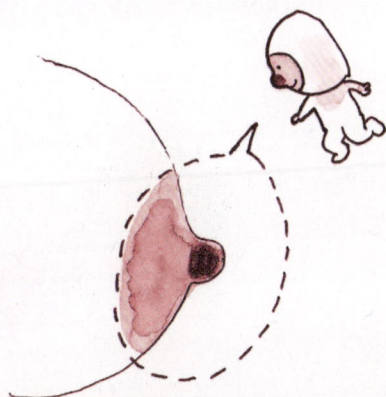

宝宝是吸吮"乳房"（含住乳晕）。　　　宝宝不是吸吮"乳头"（没有含住乳晕）。

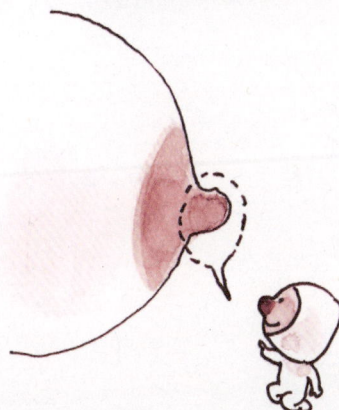

❤ 宝宝的嘴巴张得很大，上、下嘴唇外翻（类似鱼嘴巴）。

❤ 下巴可尽量贴近乳房。

❤ 宝宝身体呈一直线，身体尽量贴近妈妈的腹部。

❤ 宝宝脸颊没有呈现出凹陷的酒窝。

舌头位置：

❤ 宝宝的舌头伸长，超过他的下牙龈，并且位于输乳窦下方。

♥ 有研究指出，宝宝的舌系带过短（舌头伸出像乌鱼子），会影响宝宝的含乳及吸乳动作。

♥ 常有些妈妈会趁宝宝张嘴哭时，把乳房塞进宝宝嘴里，要注意此时宝宝舌头是顶在上颚的，无法吸吮。

♥ 宝宝的舌头卷成杯状，包围着乳房组织。

吸吮的声音：

♥ 宝宝吸吮时会发生深而慢的吞咽声（一口气吞下多量水的咕噜声），而不是快而深的啧啧声（妈妈可以试着自己喝一大口水，体会一下）。

♥ 宝宝吸吮时的动作是：吸－停（吞），吸－停（吞）；宝宝若是吸个不停，妈妈应该重新确认宝宝的含乳方式是否正确。

如果宝宝在吸吮时，妈妈可以观察到上面所讲的情况，那么就能证明宝宝是可以吸到乳汁的。

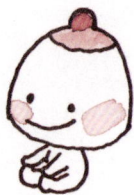

④ 特殊情况的喂哺

什么时候不能喂母乳

♥ **仍然可以喂母乳的情况：**B型肝炎带原者、奶量不足者、感冒、身体虚弱者。

♥ **不适合喂母乳的情况：**艾滋病患者、使用抗癌药物者、药物滥用、半乳糖血症及氨基酸代谢异常的婴儿等。

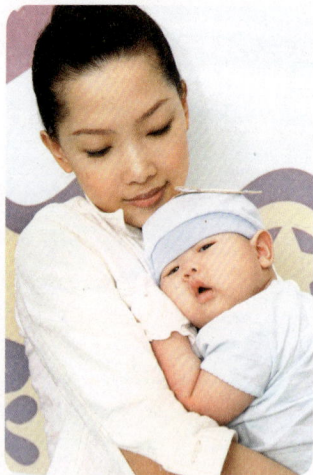

特殊宝宝的喂哺

早产儿（低体重儿） 母乳最令人感到神奇之处，就是它的成分会随着宝宝的需求而改变，因此，早产儿妈妈分泌的乳汁比一般妈妈的乳汁更适合早产儿。

通常，早产儿肠胃功能较差，吃奶粉会不适应，容易发生胀气、肠绞痛等，而早产儿妈妈的母乳中有增强早产儿免疫力及特殊的营养成分，也含各种有用的激素及酶，能促进胃肠道发育吸收，可减少发生坏死性肠炎及败血症的几率，这也就是为什么母乳是早产儿（低体重儿）的第一选择。

只要是宝宝生命征象稳定（包括体温、脉搏、呼吸、血压），育有早产儿宝宝的母亲其实可以和正常妈妈一样喂母乳，若宝宝太小有吸吮的困难，可先以胃管进食，将乳汁放于空针筒内经重力流入胃内，等宝宝状况稳定时，妈妈便试着直接让宝宝吸奶，这可帮助宝宝慢慢培养消化的能力。

对无法进食的早产儿，妈妈需要在产后尽早开始挤奶，并保持奶水充足（约3小时挤奶1次，1天至少8次），同时要妥善储存，因为早产儿的抵抗力较低，他所需要的母乳得新鲜才行。

双胞胎

你一边我一边

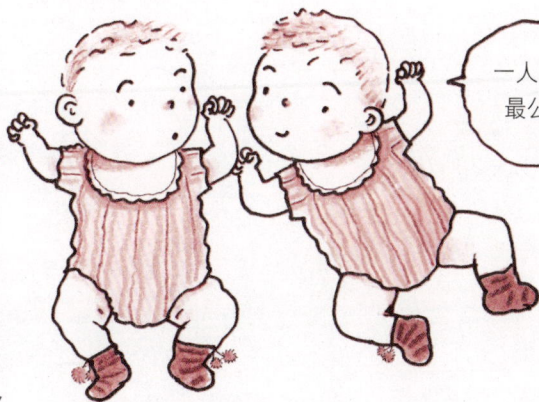

一人一边最公平

母乳的分泌是一种供需关系，只要宝宝吸得越多，奶水分泌也就越多。所以妈妈只要有足够的营养、充足的睡眠、愉快的心情，一样可以用母乳把双胞胎喂得白白胖胖的（上天之所以给妈妈两个乳房，就是以备不时之需），根本无须担心母乳不足使双胞胎挨饿。

理论上，一个乳房可以分泌足够一个孩子所需的奶水，所以喂奶时可同时喂两个，也可先喂一个、再喂另一个；可以一边乳房固定喂一个宝宝，也可两边轮流互换吸吮，这也是一种小小的乐趣喔！

黄疸

新生儿黄疸是由于体内的胆红素代谢而来，大多数的宝宝在出生后一周内会出现黄疸的现象，我们称为生理性黄疸。通常足月儿在出生后2~3天是胆红素的高峰期，而在1~2星期会逐渐恢复正常（而早产儿则是在出生后5~6天为黄疸高峰期，3~4星期后才会恢复正常）。

很多妈妈一遇到新生儿黄疸就停喂母乳，其实是没有必要的，除非宝宝为病理性黄疸，需要换血处理，或是生理性黄疸在照光治疗，但黄疸指数仍居高不下（一般而言黄疸值16~18以上，并需评估出生天数，才能决定），医生可能会建议停止喂母乳2~3天。不过，此时妈妈要将母乳挤出，妥善存放，待宝宝可以重新喝母乳时，再给予喂食。另外，要提醒妈妈：在新生儿黄疸期间，喝母乳会增加排便次数（粪便是胆红素排出的重要途径），而加速胆红素在体内的代谢，使黄疸指标逐渐下降为正常。

过敏儿

母乳对过敏儿的好处早已成为常识，而喂母乳也成了过敏儿妈妈们的基本功，因为对于有过敏体质的宝宝来说，母乳简直是天赐的"良药"。很多专家更建议，过敏儿喝母乳的时间最好能至少维持6~9个月。

通常过敏儿出生后，母乳能喂多久，就喂多久，尽可能喂久一点。因为母乳里含有丰富的抗体，可提升宝宝的免疫能力。目前的研究发现，孩童过敏约占40%，其中有42%的人会终身患有过敏性鼻炎，而影响生活。所以宝宝出生后喝母乳至少4个月，且妈妈能配合避免食用高过敏性食物，到5岁左右发生过敏的几率，是不吃母乳宝宝的1/3（由47%降为15%）。

此外，要提醒妈妈哪种食物会引起过敏，牛奶蛋白质会导致2%~5%的宝宝过敏，是新生儿最常见的过敏原。而除了牛奶之外，鸡蛋、黄豆、

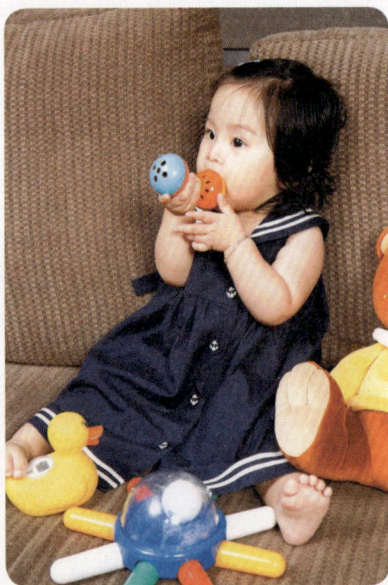

鱼、有壳海鲜、核果、小鱼干、小麦和花生等也很容易引起过敏。因此，过敏婴儿最好完全喂母乳6个月。若无法完全哺喂母乳，建议选用有临床研究证实的水解蛋白配方奶粉，且水解蛋白配方奶应吃到1岁以上。等到宝宝6个月后再开始添加副食品，并只能采用轻度过敏食物（如先由米粉试起）。高过敏的补充食物如蛋、鱼、黄豆、

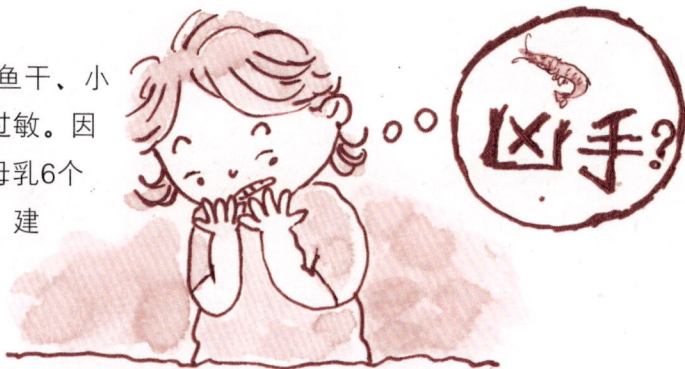

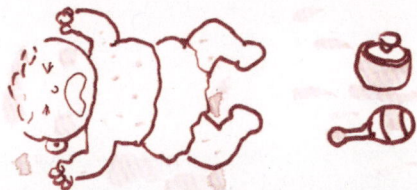

今天吃了虾，发现宝宝的皮肤有点红疹……

麦粉、花生等，尽量在1岁以后再吃。副食品的添加以单纯（每次选用一种）、渐进式（少量→多量）为原则，每种食材试用1~3天，观察宝宝的皮肤变化（是否有红疹）及粪便状态（拉肚子或便秘）。

在此并不建议妈妈在喂母乳期间，"完全杜绝"所有可能造成过敏的食物，妈妈可依据个人体质经验，避免食用自己曾经过敏的食物，或采取少量渐进式观察宝宝反应，例如：今天吃了虾，发现宝宝的皮肤有点红疹或宝宝较烦躁不安，则短期内暂时少吃虾。另外提醒妈妈，高过敏的食物并不需完全拒绝，少量是没关系的，不需给自己太大的饮食压力（如吃了一只或两只虾）。

兔唇、颚裂儿

一般认为兔唇、颚裂儿吸母乳可能会比较困难，然而，对兔唇宝宝来说，其实妈妈柔软的乳房才是最好的，所以应鼓励妈妈尝试喂母乳，且喂食时最好让宝宝上身直起或坐着，以避免母乳经由裂缝流入鼻腔。颚裂宝宝自行吸奶可能会困难些，可考虑将母乳挤出，以杯喂或胃管方式喂食，或请牙科医师做上颚阻隔器。此外，现在有颚裂、兔唇专用的奶嘴奶瓶可供选择，使用时记得温和且稳定地在奶瓶上施压，以避免宝宝咳嗽或呛奶。

❺ 喂母乳该准备的用品

很多打算喂母乳的妈妈常常会发生这种情形：买了一大堆相关用品，但该买的却好像都没买到，要不然就是买到的很多都不合用、不好用。为了避免花钱又生气，请务必参考以下的建议！

哺乳胸罩

功能： 针对孕期体型变化而设计，给日益变大的乳房舒适与确实的支撑，喂奶时简单方便，可内置防溢乳垫。

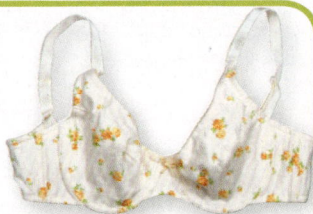

外出型胸罩

选购重点： 哺乳胸罩分为外出型及居家型。外出型胸罩设计优美，通常会有钢圈，支撑性强，但长时间穿可能较不舒服。居家型胸罩通常为纯棉材质，设计简单，穿着时轻松无负担，但支撑性相对较差。

建议： 白天或外出时穿着外出型胸罩，让胸型较优美，增添孕妇的风采及信心；坐月子及待产住院或孕期居家期间，穿着居家型胸罩，可增添舒适感并有助于舒缓紧张情绪、预防乳房变形。

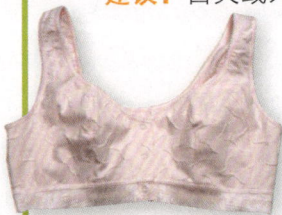

居家型胸罩

准备量： 居家型胸罩两件、外出型胸罩两件，以方便清洗及更换。

防溢乳垫

功能： 置于哺乳胸罩及乳房之间，可吸收溢出的乳汁及避免乳头的摩擦，保持干爽舒适。

选购重点： 防溢乳垫有一次性的及可洗式的，可洗式的可重复使用比较环保，但需由家人协助清洗（也可以用小毛巾代替）；若为了方便可使用一次性的。

准备量： 一次性的2~3盒，可洗式1盒。

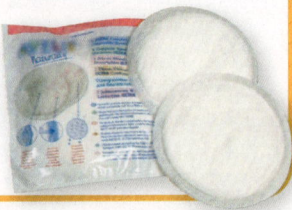

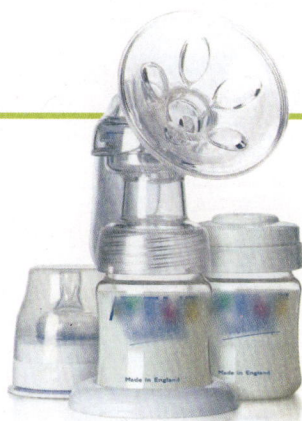

吸乳器

功能： 1.刺激乳房促使乳汁分泌。2.将乳房内的乳汁移出。3.改善乳头的长度。

选购重点： 使用吸乳器时应遵循母乳产生机制，前一分钟先以轻柔的力道按摩乳晕周围，以利刺激乳汁分泌。

吸乳器有两种：

手动吸乳器——每家厂商出的类型不同，市面上约有3种类型：空针型、吸球型及单手按压型。其中空针型及吸球型效果欠佳，若只是暂时使用可选择，在这里不推荐使用。至于单手按压型，可自行调整吸奶、停顿的频率，并可控制力道，但有些妈妈会担心手酸痛的问题，其实只要妈妈正确使用（压—停两秒—放），不要过度且快速挤压，可以顺利挤出大部分的乳汁，避免产生手酸痛的问题。

电动吸乳器——若您需要上班，又想长时间哺乳，那么建议您使用电动吸乳器，操作轻松，效果也不错，只是挤奶时所发出的声音相对大了点，有些妈妈无法接受，尤其是半夜时使用可能会造成困扰。使用电动吸乳器时应调整吸力由弱渐强，避免拉伤乳头。

另外，有一种"IQ智慧两用电动吸乳器"也是一个值得推荐的电动吸乳器，可视情况随意转换电动或手动吸乳，有柔软的按摩护垫，边吸乳边按摩着乳晕四周，自然无痛的模拟宝宝吸吮，刺激乳腺分泌乳汁。可依个人乳汁分泌状况调节吸乳节奏和吸力之强弱，并且加以记忆储存，价位虽然较高，但它包含全套配备，充分满足上班族妈妈吸乳、储乳、保鲜运送的功能需求。

如果觉得单边电动吸乳器不够，那么可考虑更高档的双边电动吸乳器，或是租用医院专用型吸乳器。

购买时请考虑： 1.**预计喂母乳的期限。** 2.**是否上班。** 3.**价格。** 也可以请先生陪同选购，设定好一种品牌，等生产后，有需要再请先生协助购买。因为有的妈妈喂母乳喂得非常顺利，可能不需要用到吸奶器，那么钱就省了，别忘了宝宝是最佳品牌的超级吸乳器喔！

准备量： 电动或手动1组。

集奶袋

功能：收集母乳，以利保存。安全、卫生又方便，集奶袋上可注明收集的日期及时间。

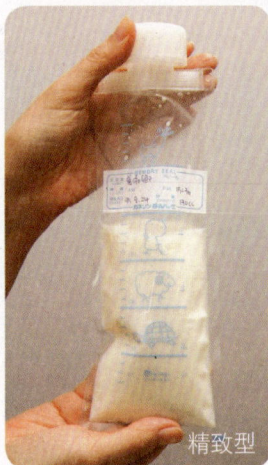
精致型

选购重点：有简单型及精致型，建议购买简单型即可，不需事先准备，一般用于无法直接哺乳时，如宝宝住院、妈妈上班。可与吸奶器的处理方法相同，需要时请先生购买，但务必事先带先生看好，否则买错又会引发不必要的情绪问题！

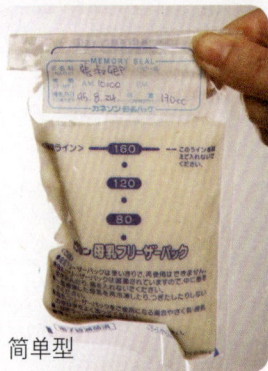
简单型

准备量：1~2盒。

乳头修护膏

功能：具有滋润及保护作用，适用于妈妈乳头干裂或发红时。每次哺乳完涂擦，下次哺乳前不必擦掉。

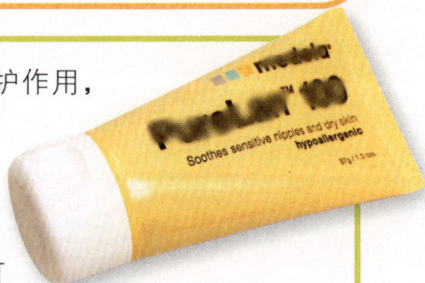

选购重点：建议妈妈每次哺乳后，可以挤出一点后奶，涂擦在乳头及其周围，并尽量保持干燥，无须于哺乳后立即将内衣覆盖，可让乳房暴露于空气中，使乳头保持清爽。有纯羊脂成分及乳木果油等诸多成分的产品，许多新手妈妈一开始哺乳时会因为乳头破皮、疼痛、流血等问题而放弃哺喂母乳，选用修护膏可给予授乳妈妈的乳头多一层保护，帮助新手妈妈成功哺乳。

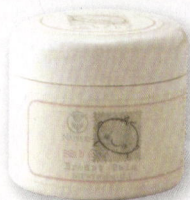

准备量：1条。

哺乳睡衣

功能：于胸部两侧有开口，不必脱衣即可授乳。方便、隐密，有裙装及裤装。

选购重点：购买时请注意开口是否够大，若不想购买，也可以准备宽松的前开扣式的上衣，只要妈妈觉得舒服、方便即可。记得入院待产时就可以带去哦！

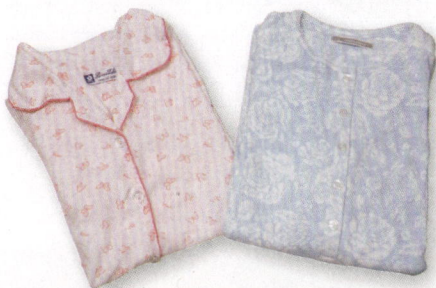

准备量：2套。

乳头矫正器

功能：矫正乳头扁平或凹陷。

选购重点：其实宝宝是吸乳房不是吸乳头，在临床上发现，就算是乳头凹陷，也可以将母乳喂得很成功，妈妈无须恐慌。若妈妈想购买并使用，增加自己哺喂母乳的信心也完全可以。

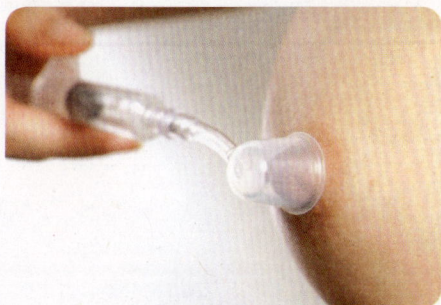

也可以用空针DIY哦！将针筒前端有刻度处切平，居中使前后开口径一样大，再将针筒的推入器反过来，由前往后推即可。自己动手做做看吧！切记当刺激乳头时，有可能导致子宫收缩而引发早产，所以使用时，请观察是否有子宫收缩的情形，若有，则立刻停止。

准备量：1组或1个。

乳头保护罩（假乳头）

功能： 在哺乳时可保护乳头，防止乳头受伤。

选购重点： 仅适合暂时性使用，非必需品，在临床上较少建议使用。若妈妈有喂奶上的困难，应先评估问题所在，再一一寻求解决，不一定派上用场。

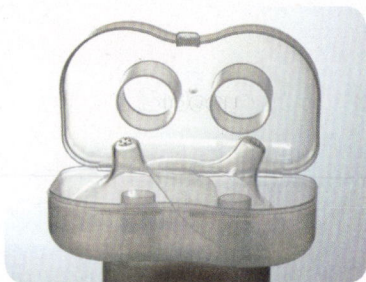

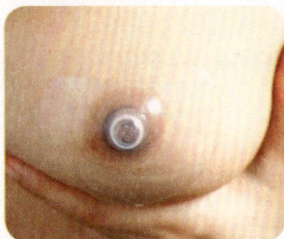

准备量： 1个。

乳头保护器

功能： 置放于胸罩里，可保护受伤的乳头，避免再受到摩擦而造成疼痛；也可以收集外溢的乳汁。

选购重点： 乳头保护器通常呈圆形贝壳状，外壳硬质，内衬矽质保护罩，组件中包含透气护罩及无透气孔收集护罩。

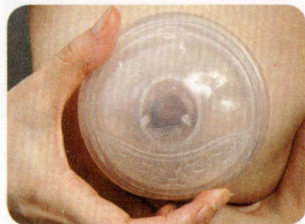

准备量： 1组。

天然妈妈哺乳饮品

功能： 帮助乳腺的畅通与乳汁的分泌。

选购重点： 含有茴香、香峰草、葛缕子等植物的萃取成分，已被证实可以刺激帮助哺乳期间的母体发奶，这些植物通过特殊比例结合，经由人体吸收后可以帮助乳腺的畅通与乳汁的分泌。茴香对于妈妈跟宝宝都有很好的消除胀气的功效喔！方便冲泡，多数人觉得有效，但妈妈们千万不要本末倒置，应该让宝宝正确含乳、有效吸吮，并且依宝宝需求维持哺乳次数（8~12次/天）。

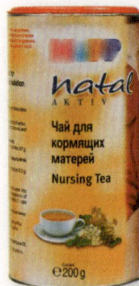

准备量： 依个人喜好选购。

乳房冷热敷垫

功能：提供乳房冷敷或热敷。

选购重点：可避开对乳头的过度刺激，方便使用；哺乳前热敷可刺激乳汁分泌，使乳腺通畅；利用冷敷效果可降低疼痛感，长时间使用会抑制乳汁分泌。

准备量：1个

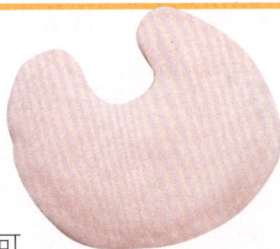

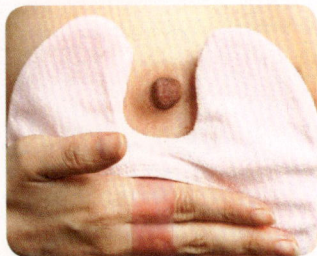

清净棉

功能：清洁乳头及婴儿口腔舌苔，外出使用方便。

选购重点：清净棉非必需品，喂奶前无须特别清洁乳头及乳房，若妈妈流汗量大，或传统月子观念无法洗澡，可于喂奶前以温毛巾擦拭，唯外出不便时可准备清净棉。

准备量：1盒。

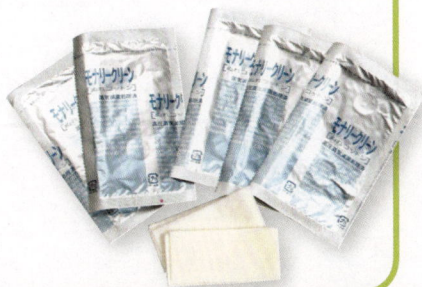

L枕

功能：呈L形，可应对不同的哺乳姿势。妈妈睡觉、喂奶的各种姿势得以获得适当的支撑。

选购重点：这是一个非常好用的产品，当然不一定是必需品，但用过的都说好，妈妈也可以在家多准备几个枕头及靠垫来作支撑，可以达到同样的效果。

准备量：1个。

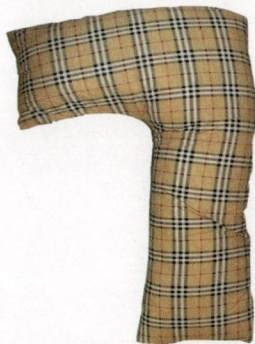

外出哺乳衫

功能： 胸部前隐密前开设计，方便哺乳，外观自然，不易穿帮，让妈妈外出仍然可以优雅哺乳。

选购重点： 方便、舒适、隐密。

准备量： 2~3件。

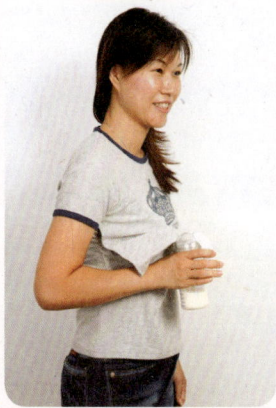

婴儿背巾

功能： 避免抱宝宝时姿势不良产生"妈妈手"，也可随时隐密喂母乳。

选购重点： 背巾种类、品牌繁多，约略可分为两大类：可拆解式多功能背巾，可横背、侧背、前背、后背，依宝宝需求及喜好，调整不同的背法。若要配合喂母乳并顾及隐密，也有其他的款式。只是初学者需经指导练习后，才能顺利使用，多数用过的妈妈都说好！

准备量： 1条。

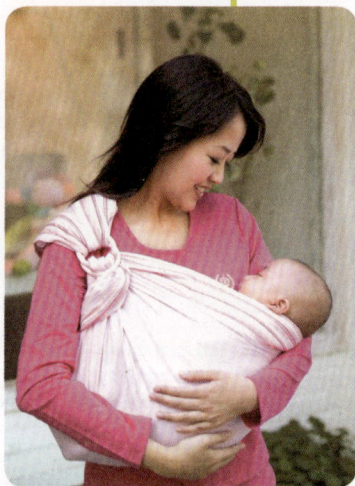

餐摇椅

功能： 当妈妈想为宝宝选择婴儿床及餐椅时选用。

选购重点： 移动方便，可调整五段高度，让宝宝永远在我们的视线范围内，且有摆动功能，让宝宝更加舒适、容易安抚，并可直接调整成餐椅，方便宝宝进食，可从出生用到4岁。

准备量： 1台。

❻ 母乳该怎么保存?

　　每一滴母乳都是妈妈的心血，所以，对妈妈及宝宝来说都是相当珍贵的。因此，在冷藏、冷冻、解冻及回温的过程中，每个环节都得谨慎，不仅要保持母乳的新鲜度，且要完整留住母乳中的免疫成分，并避免奶水受到细菌的侵犯，更要注意宝宝喝奶时的温度，否则，可能因为一点小小的疏忽，就功亏一篑。

　　母乳的储存，分为室温、冷藏及冷冻三种。室温中，冬天、夏天亦有不同的储存温度与期限，为了方便，建议将以下表格贴在保存母乳的地方，时常提醒，降低失误率。

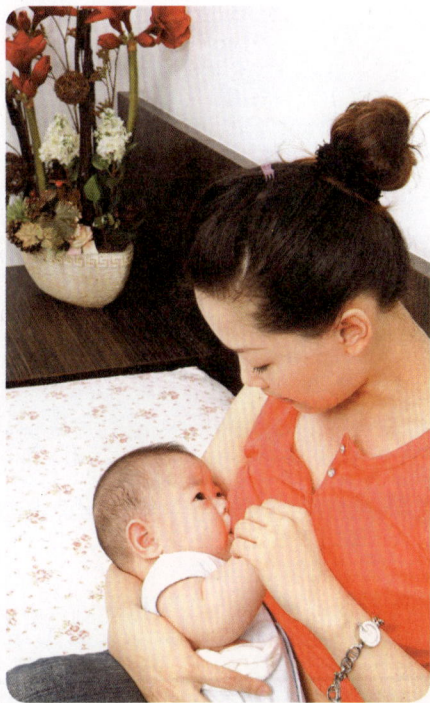

放置位置	储存温度（℃）	储存期限
室内（冬天）	15℃	24小时
室内（春秋）	19~22℃	10小时
室内（夏天）	25℃以上	不超过4~6小时
冰箱冷藏室	0~4℃	5~8天
单门冷冻室	不稳定	12~14天
双门冷冻室	不稳定	3~4个月
独立式冰柜	零下约18℃	6个月

如果妈妈觉得太复杂，也可以利用3、3、3原则来记：放于室温3小时、冷藏3天、冷冻3个月。

储存母乳注意事项

❤ 收集母乳后，依宝宝每餐的食量分装存放在集奶袋或集奶瓶中，然后放到冰箱冷藏或冷冻。这样每次喂食时，只要取出1袋（1瓶）就是刚好的量，比较易于维持母乳的保存与新鲜度。

❤ 记得在集奶袋或集奶瓶上注明收集的时间，比如：2007.10.23/16:10。

❤ 如果冰箱中有3袋，分别为1/1、1/2、1/3，则优先使用1/1储存的奶水（也就是愈早储存愈早使用）。

❤ 不可将奶水放置于冰箱门边（因为冰箱门开启时会影响温度，使奶水无法存放在固定温度范围）。

❤ 尽量将奶水放置于后方冷风出口处，勿放置于冰箱门上，以确保乳汁的温度。

❤ 储存奶水的冰箱尽量不要堆放其他食物，以避免因食物过多影响冰箱中温度或吸收其他食物的气味，影响母乳品质。

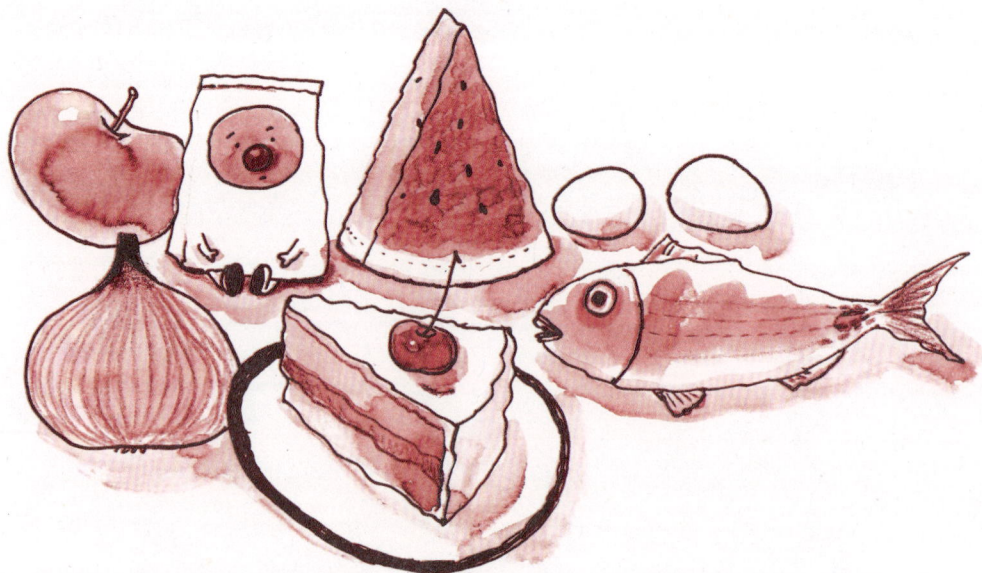

储存奶水的冰箱尽量不要堆放其他食物，以避免因食物过多影响冰箱温度或吸收其他食物的气味。

如何选择储存母乳的容器?

器具方面，玻璃、塑料奶瓶或母乳袋皆可，请事先消毒（奶瓶的消毒方法：可直接使用奶瓶消毒锅，或使用微波炉消毒法——将奶瓶放置于一个装水的器皿中，置入微波炉中加热即可。选择消毒方法时，可依个人工作环境的方便与否及经济指标考虑。

❤ 玻璃奶瓶，清洗容易，但携带时不是特别方便。

❤ 透明硬塑料奶瓶（PC材质）清洗容易、较轻，但3～4个月需更换一次。

❤ 有弹性的不透明塑料奶瓶（PP材质）清洗时易有刮痕，有可能藏污纳垢。

❤ 母乳袋（PE材质）节省空间，但装取时容易污染，并且有破洞的可能，成本较高。

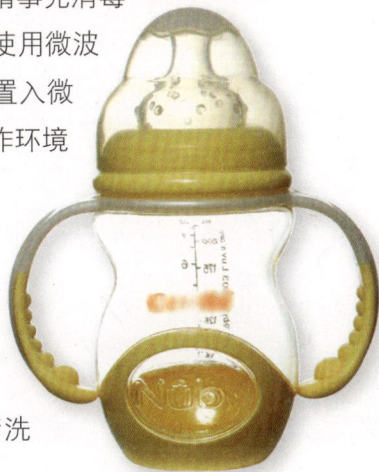

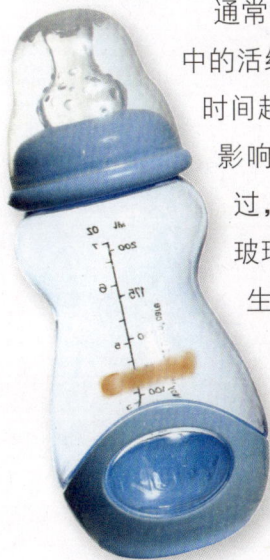

通常初乳的稳定性很高，不会受储存容器的影响。成熟乳中的活细胞会随着储存的时间及容器有些许的变化，储存的时间越长，奶水中的活细胞数目会越低。至于容器方面的影响：玻璃奶瓶可能会使活细胞附着在玻璃管壁上，不过，当放置于冰箱储存24小时后，活细胞就会自动脱离玻璃管壁，融入奶水中；塑料奶瓶可能会降低少量的维生素C；母乳袋可能会降低大肠杆菌的免疫球蛋白。

如何使用储存过的母乳?

💛 不可用煤气炉或微波炉来进行奶水加温，因为快速加热使温度太高，会破坏母乳中的免疫球蛋白成分。喂母乳，最在意的就是母乳中所含的免疫球蛋白成分（是配方奶无法取代的），若用了错误的加热方式，将前功尽弃。

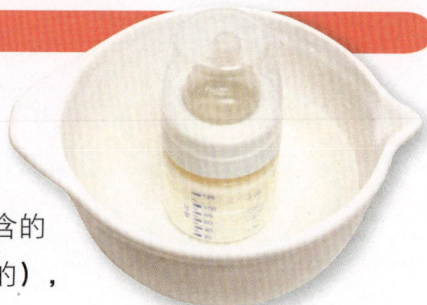

必须将母乳"隔水加热"进行加温解冻。

💛 当宝宝需要喝储存的母乳时，必须将母乳"隔水加热"。以流动的温水来回温母乳，或以较大的容器装温水（温度41～43°C皆可，勿超过60°C），将母乳袋或奶瓶置入温水中，以增加其温度。注意，温水勿超过奶瓶的瓶盖，以避免水流入母乳中。

💛 市面上有一种专门设计的温奶器，能将水温固定于适当的温度，帮妈妈解决加热奶水的麻烦。多数新手妈妈会觉得这是一个贴心的产品。

💛 回温过的母乳务必于4小时内使用；若母乳需要解冻，可先移到冷藏室慢慢解冻（约2小时）；若来不及，则可放在流动的水中，记着，先使用冷水再慢慢增加水温，尽量不要放在室温中自然解冻。

💛 解冻后的乳汁可在冷藏室中放置24小时，但不可再放回冷冻室储存，因为这样会影响母乳的品质！

💛 储存过的奶水，回温后可能会出现分层现象，通常是奶水的油质浮到上层，所以不必担心，只要将奶水轻轻混合均匀即可（不要用力摇晃），奶水的品质并不会受到影响，大可放心地给宝宝喝。

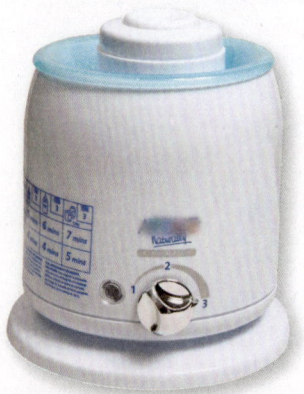

温奶器

💛 回温后的母乳应当餐喝完，如果没喝完就应丢弃。

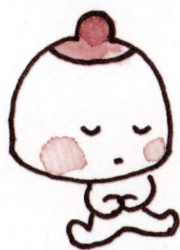

如何促进乳汁分泌?

1. 妈妈在营养上需注意哪些重点?
2. 妈妈要避免的食物

产后尽早开始喂奶

第一次喂奶的时间最好在产床上，若无法在产床上喂母乳，也应尽量在产后2小时之内开始，因为宝宝越早吸吮乳头，就越早刺激乳汁分泌。

保持愉快心情有助于乳汁分泌。

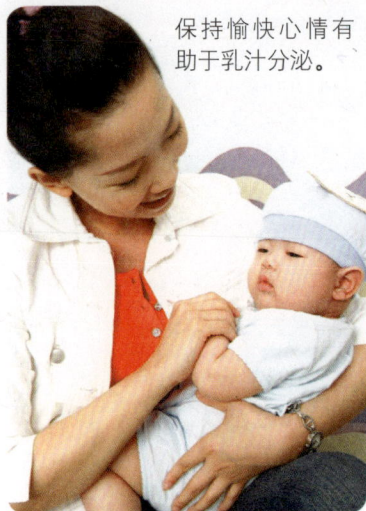

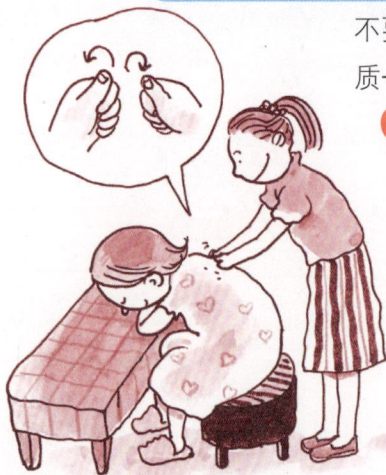

勤于喂奶

每2~3小时喂一次，或宝宝饿了就可喂奶。喂得次数越多，奶量就会越丰沛。另外，夜间哺乳可增加乳汁分泌（夜里泌乳激素分泌的量是白天的2~3倍），而母婴同室会让喂母乳更为方便。

只喂母乳

想喂母乳的妈妈尽量不给宝宝其他饮料（包括配方奶、葡萄糖水、开水），否则宝宝没有饿的感觉而减少吃奶的频率，奶量自然会减少。

多摄取水分

开水或养生茶、水果、汤类皆可（每天2500~3000毫升）。有些妈妈担心水喝多了，会产生水肿等情形，根据医生的分析，如果水分不足，会影响新陈代谢，阻碍乳汁的分泌。

饮食调整

不要偏食，注意饮食的均衡，多吃高营养的食物（蛋白质——鱼、肉、蛋、奶、豆类）。

足够的休息

疲倦与睡眠不足会减少乳汁的分泌。因此，不要睡眠不足，有时间就要多休息。

保持愉快的心情

妈妈的情绪很容易影响乳汁的分泌，一旦陷入焦虑或压力中，就会严重抑制乳汁分泌，所以保持愉快的心情是很重要的，可以听听柔和的音乐、按摩、看书或找朋友聊聊天，尽量让身心放轻松。

按摩妈妈的背部可促进泌乳。

❶ 妈妈在营养上需注意哪些重点？

💛 增加蛋白质的摄取，例如：
鱼、肉、蛋、奶类等。

💛 增加水果、蔬菜及水
分的摄取。

💛 不乱服成药及其他
刺激性食物。

💛 完全素食者，应另增
加维生素B的摄取，例如：
豆类、乳制品、核果类。

💛 哺乳期间切勿减肥。

妈妈在营养上需要增加蛋白质及维生素B的摄取。

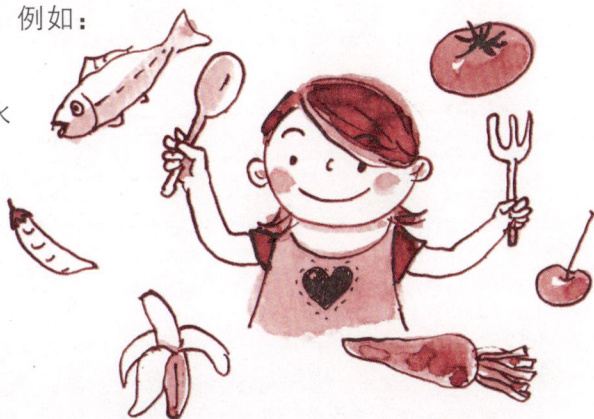

❷ 妈妈要避免的食物

💛 咖啡与浓茶。

💛 烟和酒。

💛 刺激性的调味品，如辣椒、胡椒、咖哩等。

💛 过咸的熏肉、腌肉、咸鱼、火腿等。

💛 只提供热量而无营养价值的食物，如
糖果、可乐、汽水等。

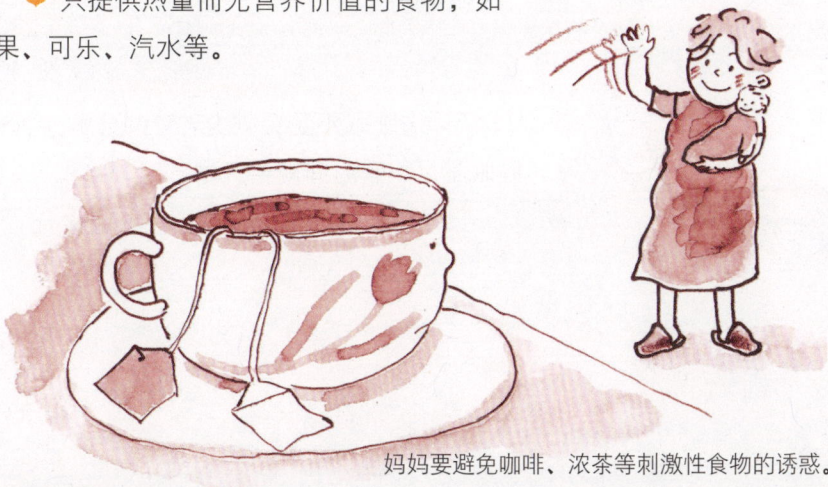

妈妈要避免咖啡、浓茶等刺激性食物的诱惑。

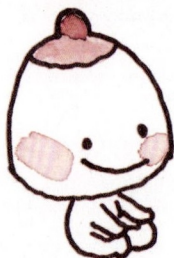

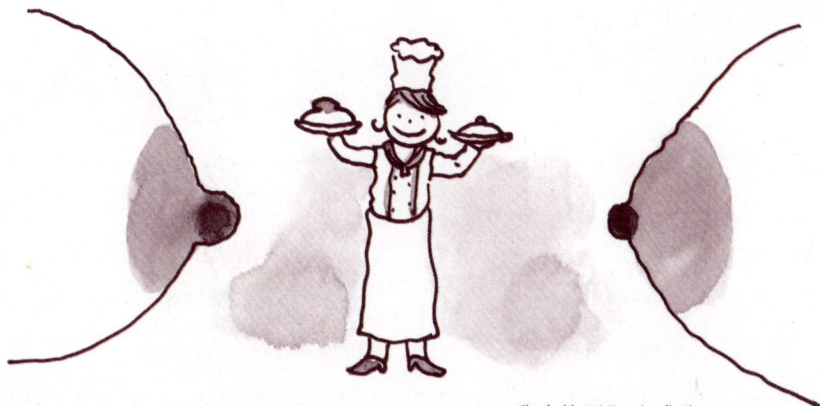

乳头外形影响哺乳。

❶ 乳头外形的问题

乳头扁平

　　很多妈妈都会担心，自己的乳头扁平、不够长，而阻碍了宝宝吸吮，无法顺利地喂母乳。事实上，这类担心是多余的。因为宝宝吃奶时是吸吮乳房，并非只吸吮乳头，乳头只占其中的1/3，换言之，宝宝吸吮时，应该包含了乳头、乳晕及部分的乳房组织，所以妈妈要在意的是宝宝吸吮时乳房组织的伸展性好不好，而非在意乳头的形状及大小。

　　通常，乳房组织的伸展性在怀孕期间会渐渐地增加。所以，即使妈妈的乳房是扁平的，只要姿势正确，把握适当的喂奶时机，对自己及宝宝有信心，再加上恒心及毅力，就不必担心喂母乳！

　　其实，原本乳头扁平的妈妈，经过宝宝几次的吸吮便可改善，乳头会慢慢变长，因此，宝宝的吸吮力比任何的矫正器更有效果！

改善乳头扁平的诀窍

　　若有乳头扁平的疑虑，可先请有经验的哺乳顾问（lactation consultant）协助判断，同时，产后可以通过一些方法来改善（产前按摩乳房时，应注意子宫收缩会导致早产，且有研究指出，产前有无乳房护理，与产后能否成功哺喂母乳无关）。

　　♥ 促进乳房的伸展性——洗澡时用温水由下往上冲洗乳房，促进血液循环，增加乳房的伸展性。

❤ 增长乳头——以食指及拇指拉出乳头（Hoffmans运动），或使用乳头牵引器。当然，也可以在每次哺乳前，用吸乳器先吸3~5分钟，效果也不错，还可以刺激乳汁分泌！

❤ 增加乳头的强韧度——以旧毛巾或沐浴巾来回擦拭乳头，利用摩擦方式，增加乳头的坚韧度。

切记：在刺激乳头时，由于乳头平常是被以"娇贵"的方式保护在内衣中，皮肤细嫩，保养时，动作要轻柔，不可太过用力，同时，每天次数也不可过多。

乳头凹陷。

乳头凹陷

乳头凹陷的评估，是将大拇指及食指放置在乳头两侧的乳晕旁，当乳晕受到挤压时，乳头呈现内凹状态就是乳头凹陷。不过在临床上，乳头凹陷的机会并不多，但若妈妈的乳头真的呈现凹陷状态，势必会影响妈妈喂奶的信心。在此仍然要强调宝宝吸吮的是乳房，并非只吸吮乳头。因此乳头凹陷的妈妈，所面临的难题，除了要解决乳头的问题，其心理压力更需要家人及有经验的哺乳顾问的支持。

乳头凹陷的改善，应该在怀孕期间与产后两个阶段进行。

1.在怀孕中期，可以用乳头罩及乳头牵引器。它们是利用牵引原理及强化乳头周围的肌肉，来改善乳头凹陷的情形，可依个别需求来考虑每天的使用时间。在使用时，需要考虑乳头罩及乳头牵引器的材质，因为它们通常是矽胶，当吸附在皮肤上成真空状态、时间过长时，是否会引起皮肤过敏及损伤，所以使用时间应采取渐进式，由短而长，且因人而异，最长可每天穿戴8小时。

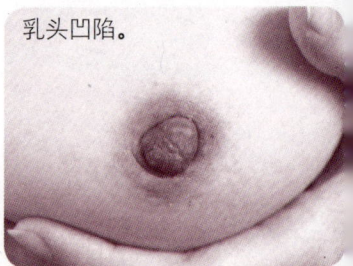

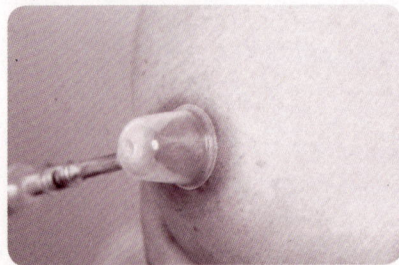

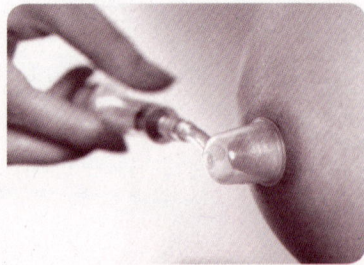

使用乳头罩及乳头牵引器强化乳头周围肌肉，慢慢使乳头凸出不再凹陷。

Hoffman's运动增加乳头及乳晕的伸展性：
同时向上向下拉　　同时向左向右拉

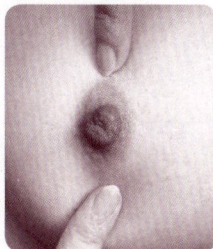

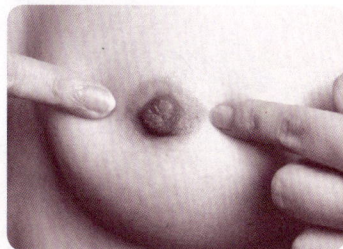

　　另外，可以做Hoffman's运动来改善（为避免有早产现象，建议产后使用）——以双手食指，在同一侧乳晕处，二指反方向的牵扯（各自向外拉扯），使乳头凸出，并增加乳头及乳晕的伸展性。临床上有个特别的发现：大部分妈妈的乳头问题，只要产后经过宝宝正常吸吮一段时间（约2星期）无须治疗便会自然改善，所以在产前无须有太大的心理压力。

　　2.产后每次喂奶前15分钟以吸乳器、乳头牵引器来改善乳头长度，效果显著，是个值得一试的好方法。

乳头牵引器也可以DIY（很简单，很好用）

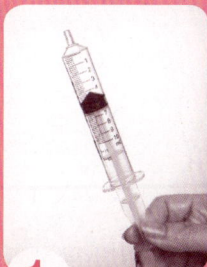

① 准备10毫升的空针筒1支（依个人的乳头大小，选择合适的空针筒种类），刀片1把。

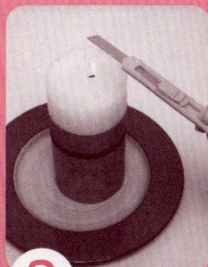

② 将刀片用火稍微加热（以方便切割）。

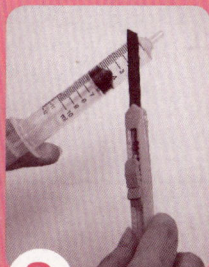

③ 从针头端的2~3厘米处切断。

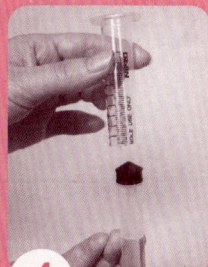

④ 将针筒的推进器由切割处放入（和平常的方向相反）。

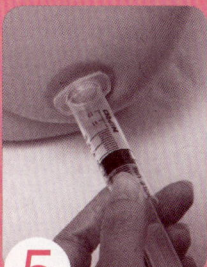

⑤ 将针筒底部直接吸附在乳头乳晕上。

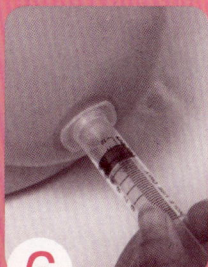

⑥ 运用真空吸引的方式，将乳头吸出。

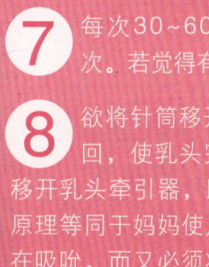

⑦ 每次30~60秒，一天可重复多次。若觉得有疼痛感应减少吸力。

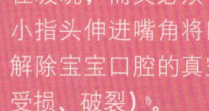

⑧ 欲将针筒移开时，应将推进器推回，使乳头完全无吸力，才可以移开乳头牵引器，以避免乳头受伤（此原理等同于妈妈使用吸乳器，或宝宝正在吸吮，而又必须将乳房移开时，需将小指头伸进嘴角将口腔中的乳头移出，解除宝宝口腔的真空状态，以避免乳头受损、破裂）。

乳头过大过长

有些妈妈会认为乳头越大越好，其实不然。临床上有所谓的"巨大乳头"反而会造成相当的困扰。宝宝会因为乳头过大，在含乳时，只含住乳头就已经塞满了整个嘴巴，无法含进足够的乳晕及部分乳房组织，导致无法刺激输乳窦分泌乳汁，且容易因宝宝不正确的吸吮而导致乳头破裂受伤，甚至宝宝也可能因过大或过长的乳头，而引发作呕反射。

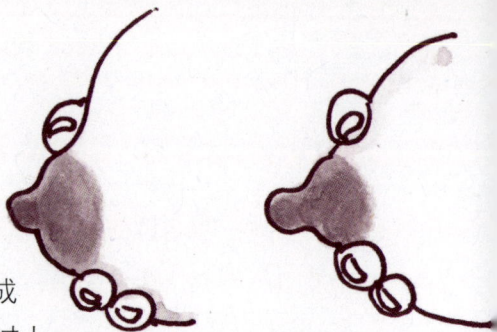

话虽如此，但宝宝是可以被训练的。最简单直接的方法就是，妈妈改变喂奶的姿势（妈妈平躺，宝宝直接趴在妈妈的胸前，使用反地心引力的姿态，避免乳头过度深入宝宝口中），尽量刺激宝宝的上嘴唇，甚至对准宝宝的鼻子，引发宝宝的嘴巴张大点，能含住大部分的乳房组织，或是当宝宝准备含乳时，妈妈先将乳头捏成扁平状（配合宝宝的嘴形及方向），让宝宝比较好含乳。

❷ 乳房感染等问题

乳腺炎

乳腺炎的发生原因是：乳腺管阻塞，奶水滞留在某些乳腺内，未能及时排出，而造成乳房局部硬块、发红、疼痛，甚至发烧（可能会高达39~40℃），令妈妈相当不舒服。疼痛之余，很多妈妈会担心：乳腺都发炎了，还可以继续喂母乳吗？这里，要再次提醒妈妈：乳腺炎是妈妈在喂母乳期间经常遇到的问题；如果妈妈未能将问题根本解决，那么，很可能会造成重复性的乳腺炎。

绝大多数的乳腺炎都是因为乳汁没有正常排出，因此，解决之道就是经常将乳汁尽量排出，若能适当且积极地针对原因处理，乳腺炎的症状很快就能得到改善，并不需要药物治疗。不过，如果一开始症状就很严重，或是24小时内都没有任何改善，就需要医师给予抗生素及止痛药来治疗。

然而，不论乳腺炎的症状是轻微或是严重，都必须持续地将乳汁排出，且仍然可以给宝宝喝，即使服用医师给予的抗生素及止痛药，只要经医师同意，一样可以继续喂母乳。

通常，有乳腺炎的妈妈喂母乳时，建议从没有感染的一边开始喂，可降低妈妈的压力及宝宝开始吸吮时的疼痛感，同时，感染乳腺炎的乳房的奶水会随之自然滴出，这时既方便宝宝吃奶又方便妈妈挤奶。

不过，有些宝宝不喜欢吸感染的乳房，原因可能是因为乳房肿胀或是奶水的味道改变，当然，也有些妈妈因为疼痛或担心奶水有问题，并不愿意让宝宝吸感染的乳房。其实无须勉强妈妈或宝宝，只要能维持乳汁排空的频率（宝宝吸、手挤或是吸乳器挤，甚至可以请先生帮忙），否则让乳汁继续留滞在乳房内，可能会导致乳房脓疡，问题就更严重了。至于挤出来的奶水，要不要给宝宝喝都没关系，一切由妈妈决定。

预防乳腺炎的方法

勿使用剪刀手（食指在上，中指在下托住乳房，形成剪刀状）。

一般说来，避免乳腺炎找上身，妈妈应该尽量维持每天8~12次的喂奶，随时注意宝宝的含乳及吸吮方式是否正确（有时候调皮的宝宝会边吸边玩，不太认真吃奶，导致刚开始吃奶时动作正确，但慢慢变得不正确）。而喂奶时支撑乳房应采用C形法（拇指在上，以虎口靠近乳房，其他四指支撑乳房），勿使用剪刀手（食指在上，中指在下托住乳房，形成剪刀状），避免手指压迫乳房。

此外，妈妈若经常维持同一姿势喂奶，也可能会造成某些乳腺无法排空乳汁，所以更换不同的喂奶姿势，让奶水平均地由各个乳腺排出，降低乳腺炎的发生。还有，不要选择过于紧绷的胸罩，因为钢丝可能会压迫到乳腺，不利奶水分泌及排出。

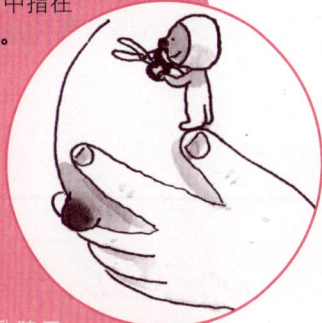

乳房脓疡

是乳房脓疡或乳头破皮发炎，这种状况应该找医师治疗，使用抗生素（抗生素治疗有固定的疗程，可能需7~14天，若未依照疗程治疗，自行停药，不但容易复发，更会产生抗药性，增加未来用药的困难性），必要时医师可能会使用针头抽吸化脓处，治疗期间仍可以继续喂母乳，但若妈妈对此时的乳汁品质有疑虑，不想在这个时候喂奶也没关系，可是要定时将奶水挤出，如此才能维持乳汁的制造，以免症状改善后，奶水却减少了。

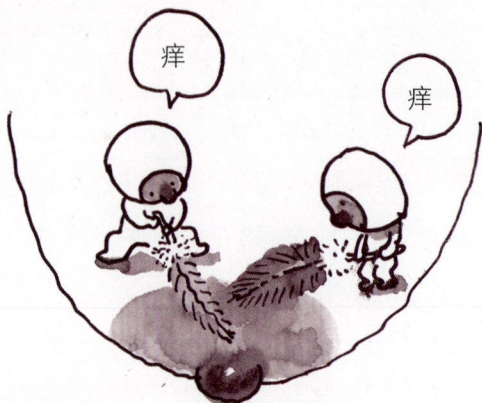

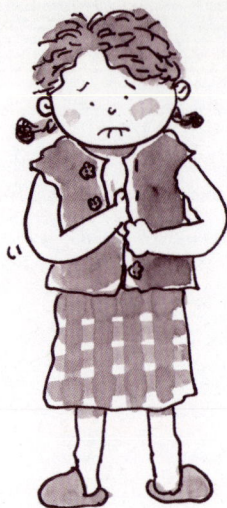

乳头痒有异状

乳头若是脱屑、痒并且感觉酸痛，很有可能是"念珠菌感染"，通常发生在宝宝使用奶嘴、妈妈使用乳头罩或是抗生素治疗乳腺炎之后。这个时候宝宝也会出现鹅口疮，就是在宝宝的舌头及口腔黏膜发现成块的白斑，有可能影响宝宝吃奶。此时的妈妈和宝宝应同时接受治疗，且治疗期会维持5~7天，治疗期间仍然可以喂母乳，但要建议宝宝停止吸奶嘴，妈妈要暂停乳头罩的使用。

乳头上有小白点

喂母乳的妈妈若发现乳头上有小白点，可能有两种原因：一是乳腺出口处被奶水塞住了，通常在宝宝吸吮几次后，白点就消失了，并无大碍，可考虑经常更换宝宝吸奶的姿态。二是皮脂腺增生，此状况无法在宝宝吸吮几次后自动消失，有些人会以针头将白点挑破挤出，但临床上并无显著办法，且日后仍会有此状况。

乳头破皮

乳头龟裂、破皮，通常是因为宝宝含乳不当所引起。当含乳姿势不正确，宝宝吸吮时舌头会将乳头拉进又拉出，扯来又扯去，是过度拉扯与摩擦的结果，便导致乳头破皮；另外，有些妈妈喂完奶，就马上穿起内衣，让乳头经常处于湿润状态，这样下次宝宝再吸乳头时，可能会导致乳头破裂。所以，妈妈除了随时注意宝宝的含乳方式是否正确外，最好还能在每次哺乳结束，挤一点后奶涂在乳头上（含有较多的脂肪），有保护乳头的效果，同时也不要立刻穿上内衣，给乳房一个透气、干燥的环境。

❸ 奶水颜色异常

几乎每个妈妈对于挤出来的奶水颜色都非常的在意，如果看到颜色异于平常，往往会有莫名的恐慌。其中，又以浅浅的粉红色像西瓜汁的颜色，最让妈妈心惊，因为多数人的第一个反应就是"流血了！"根据临床的经验，这个情形可能是在挤奶的过程中，施力不当造成少许的毛细血管出血，或是原本乳头受伤也会使挤出来的奶水呈现粉红色。通常，只要乳头受伤的情形改善，或是挤奶时多加小心，粉红色的奶水就不会再出现了，而这些粉红色奶水的营养价值并不会因此改变，所以大可放心给宝宝喝。

但是，如果这类的情形维持太久，超过2~3周，就必须找医生检查。原则上，奶水的颜色与妈妈吃的食物也有很大关系，除了粉红色奶水之外，偶尔也会出现其他不同的颜色，例如：吃复合维生素的妈妈，挤出来的奶水会呈现黄色；食物或饮料中的红色色素，会使奶水带点红色或橘红色；食用大量绿色蔬菜、海带、海藻类的食物，会产生绿色奶水；甚至服用某些药物会产生黑色乳汁呢！不可思议吧！

❹ 宝宝不肯吃奶

如果妈妈很确定宝宝不是因为生病、肚子不饿或太兴奋（玩得正高兴或有什么声音吸引了注意力），那么，新生宝宝不肯吃奶这种情形有可能是因为妈妈担心奶水不足，于是额外使用奶瓶补充配方奶或葡萄糖水，而使宝宝造成"乳头混淆"。

要解决此困扰，最好的方式就是不要让乳头混淆这个情形发生！也就是妈妈产后一定要马上试着喂母乳，让宝宝熟悉并学习吸吮妈妈的乳房，刺激乳房

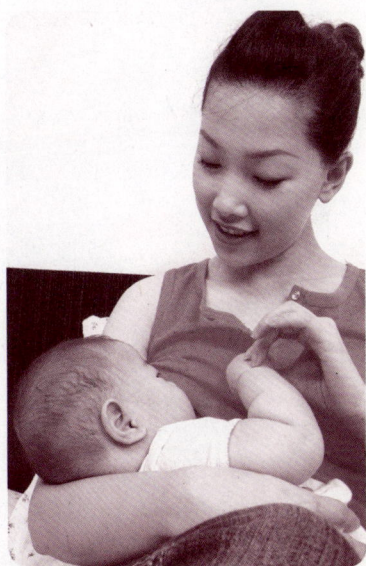

尽早分泌奶水，建立与宝宝间奶水供需的良好循环。此外，还可以试试让宝宝饿一点或睡觉时来喂奶，有些宝宝要等到肚子饥肠辘辘或睡觉时才肯吃奶。

此外，另一个避免乳头混淆的方法是使用杯子、汤匙来喂食母乳，这样一来，宝宝不会接触奶嘴，也就不会发生这个问题了。

何谓"乳头混淆"？

正确喝母乳的方式是，宝宝必须同时含住妈妈的乳头与乳晕，因为奶水集中在乳晕处，而乳头只是奶水的出口，但若宝宝发生乳头混淆，他会以吸奶嘴的方式把力量放在吸吮妈妈的乳头上，想当然这样是喝不到奶水，于是宝宝便开始拒绝妈妈的乳房，只喜欢吸吮奶嘴。

正因为喝母乳需花费相对大的力气，而奶瓶喂食由于重力的关系，只需轻轻一含，奶水便会自动流出，聪明的宝宝自然会选择轻松不费力的方式。

另外，世界卫生组织及联合国儿童基金会除了建议不要给予喂母乳的宝宝人工奶嘴或安抚奶嘴，以避免宝宝乳头混淆，而导致妈妈与宝宝的双重障碍外，并呼吁能配合产后即刻吸吮（生产后30分钟内，无特殊情况下，尽早开始喂母乳），并实施母婴同室，尽可能不要让宝宝有接触奶瓶及奶嘴的机会，帮助妈妈顺利喂母乳，远离乳头混淆所造成的困扰。

宝宝吸没多久就不吸或睡着了

宝宝吸没多久就不吸或睡着，有可能因为躺在妈妈怀中既温暖又舒服，有些宝宝仿佛感觉重回子宫内，吸着吸着就睡着了。这时，可以推挤

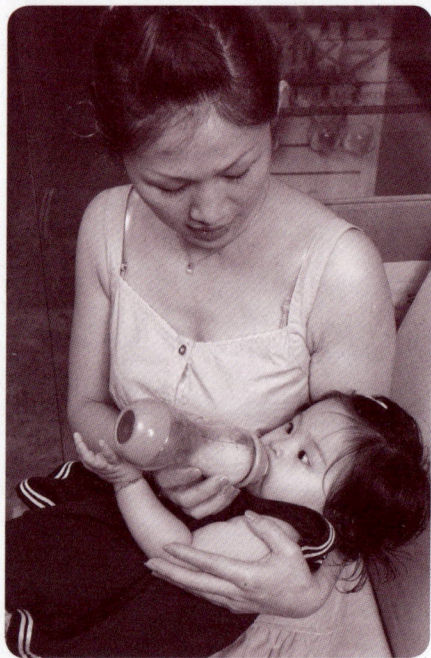

一下乳房，将乳汁挤入宝宝口中，提醒宝宝吃奶，或是拍拍他的背、替他换尿片，转换一下姿势。也可以试试打开部分包巾，让宝宝接触一下冷空气，等他醒来继续吸奶时，再盖上包巾保暖。当然，还有一种情况是，宝宝很快就吃饱了。

但也有可能是因为宝宝生病了、太累了（访客太多、外出时间太长），或妈妈奶水的味道突然改变了（有时候妈妈吃了某些食物会产生特别的味道，例如蒜头、青椒等），还有，当环境变得不舒服（太冷、太热、太吵、空气不好）或姿势没调整好，也会让宝宝吃不下奶。而有些宝宝则是吸吮一两分钟后会暂停休息，但妈妈却误以为是宝宝睡着了、不吸了，将宝宝抱离乳房。

无论如何，妈妈是最容易了解宝宝的，将观察宝宝的一举一动当做一种乐趣，甚至可以细心地留下一些记录，成就感就会随之来！

❺ 妈妈要上班

掌握挤奶的节奏

随着产假结束，妈妈必须重返职场，恢复上班族的身份时，喂母乳便要有新的"节奏"！

首先，是上班前、下班后亲自喂母乳。妈妈早上出门上班前尽可能先喂一次奶，如果有剩余则挤出来存放，这样尽量排空，可避免上班时的胀奶或溢奶。而晚上下班后回到家中，妈妈将手洗干净就可以马上再喂宝宝吸一次奶。

其次，是上班期间，中午、下午各挤一次奶。上班时，妈妈记得利用空档，在不影响工作的情况下，尽可能2~4小时挤一次母乳（也就是说整个上班期间最好能挤2~3次奶并收好），这样

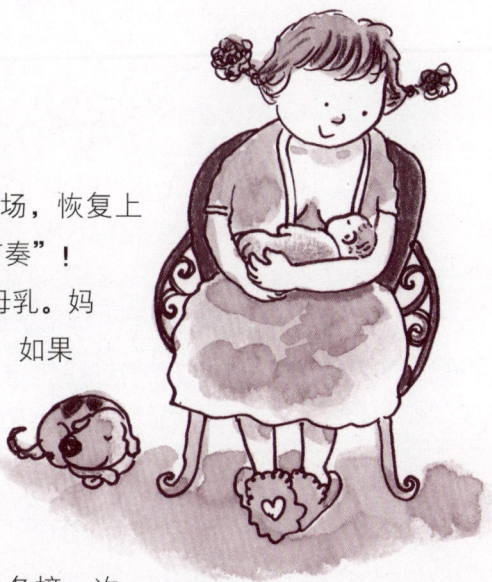

不但可以预防溢奶，也能把宝宝第二天所需的奶量准备好，方便家人喂给宝宝喝。

　　上班时，别忘了准备一个小冰桶及一组吸奶器，当然也可以用手挤。挤出来的母乳，先以集奶袋（或奶瓶）暂存于冰箱冷藏柜，待下班前再放入小冰桶带回家。

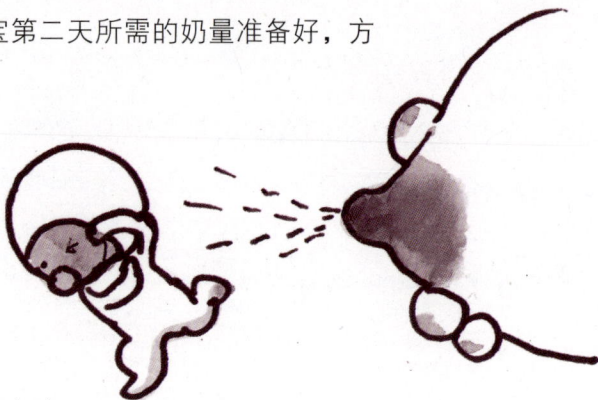

　　切记：把母乳带回家的过程中注意冰桶中的温度，建议可放置冰于桶内，一回到家里则尽快放入冰箱中。

成功喂母乳有方法

　　通常，上班族妈妈要成功喂母乳，尽量避免"乳头混淆"的状况出现，以杯子或是汤匙喂母乳是最理想的方式，但是，宝宝白天吃奶的次数与量都不少，妈妈很难要求保姆或家人完全以杯子或是汤匙喂食，这时候，奶瓶、奶嘴就会是一个普遍且方便的选择，在这种情形下，建议妈妈在奶嘴的选择上，应选用流速较慢的一款来喂食。因为这样的奶嘴需要宝宝花比较多的力气吸吮，换言之，比较接近吸吮乳房的经验，让宝宝在两者的转换上容易适应些，同时不会拒绝吸吮妈妈的乳房。

　　至于测试奶嘴流速快慢的方法是将奶瓶倒立，当奶水是以一滴、两滴的方式流出，而不是如小水柱般倾倒而出，就是流速较慢的奶嘴。

　　当然，若宝宝已经发生乳头混淆，不愿意吸吮乳房，妈妈也无须太紧张，尽量下班后让宝宝多接触乳房，唤醒他的记忆，诱发他的兴趣。另外，想睡觉的宝宝分辨能力较差，这时候就可以试着让他去接触妈妈的乳房，并且吸吮。

　　有些宝宝白天使用奶瓶，或是由家人及保姆喂奶时，所喝的奶量及次数明显减少；但只要见到妈妈回家，马上会巴着妈妈的乳房不放，连续好几次的猛吸，目的是为了把白天少喝的奶量补回来，不必太担心！

克服挤奶的不便

准备工具

奶瓶、宽口杯、吸乳器、母乳保存袋。

挤奶的秘诀

上班时间要挤奶，只要找一个干净、安全的小空间，可能花5~10分钟就可以了。刚开始挤奶时不要用吸乳器，最好先练习用手挤（因为手挤可以轻柔的按摩乳晕周围），等乳汁分泌很顺畅之后再用吸乳器会比较顺利。若是使用吸乳器，每次开始挤奶时，先调整最轻的力度按摩乳晕周围，刺激乳汁分泌（每次的泌乳反射约需1分钟，也就是说开始挤奶的前1分钟是没有乳汁的，太用力挤会增加乳头受伤的机会）；正确的使用方式是：压一停2秒一放，不要过度且快速挤压，才可以顺利并挤出大部分的乳汁，并避免手酸痛产生妈妈手的问题。

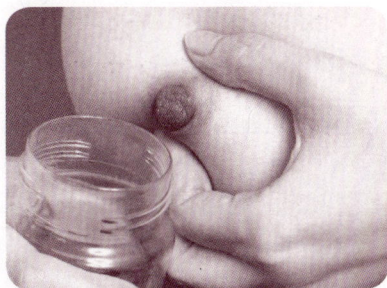

大拇指跟食指弯成C形放在乳晕上。

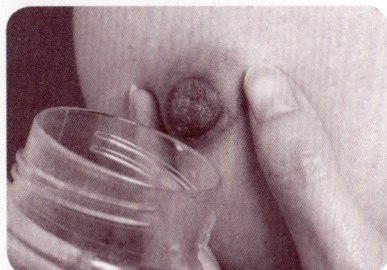

先往内均匀对称地轻压，再挤压乳晕。

挤奶方式

先把手洗干净，以大拇指跟食指弯成C形放在乳晕上，先往内均匀对称地轻压，再挤压乳晕，每一次的挤压要有固定节奏（压一放，压一放），就能顺利让奶水流入宽口杯中。每次挤奶的时间15~20分钟即可。

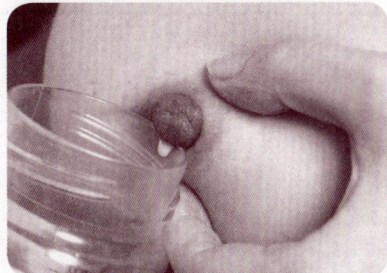

让奶水流入宽口杯中。

避免溢奶的窘境

当妈妈遇上这样的状况想必是相当手足无措的，尤其碰上开会，就更加情急。此时一定要以神不知鬼不觉的方法来加以掩饰。那就是马上将手臂交叉于胸前，当做掩护，其真正目的是直接施压于两侧乳头上，抑制乳汁分泌，避免乳汁因此溢出而产生尴尬（可延后约20分钟）。可随身备妥溢奶垫（可以一直穿在内衣里），并准备一件衣服，以备不时之需。当然，尽快找时间挤奶，才是解决之道。

如何挤奶

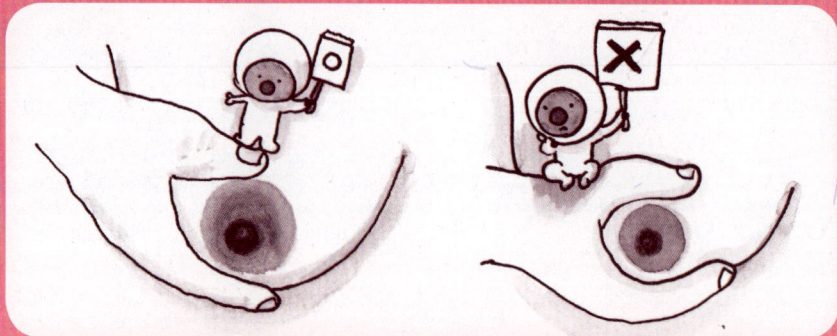

- 彻底地洗手。
- 舒服地站或坐着，拿着容器靠近乳房。
- 将大拇指放在乳头上方的乳房上，食指在乳头下方的乳房上（离乳头2～3厘米），对着大拇指，其他手指托住乳房。
- 将大拇指及食指轻轻地往胸壁内压，避免压太深，以免阻塞输乳管。
- 以大拇指及食指相对，压住乳头及乳晕后方，挤压到乳晕下的输乳窦。
- 反复压放，避免手指在皮肤上滑动。
- 一边乳房至少挤3～5分钟，直到奶流变慢，然后挤另一边，如此反复数次。

❻ 其他状况

动过隆乳手术

　　这要看妈妈所做的隆乳手术的切口来决定。目前植入异乳的位置多选择在胸肌下方，并不会破坏乳腺，影响乳腺的正常功能，所以不影响胀奶问题，更与喂奶无关。如果植入异乳的位置是在乳房组织下方，比较靠近乳腺位置，万一发炎，是有可能影响喂奶，不过，临床上发炎机会甚低，因此无须过分担心。

　　根据医生经验，真要说对喂奶有影响的隆乳手术，是指植入异乳的位置在乳头、乳晕处，因为这会伤到乳管，而影响乳汁分泌。另外，还有一种情况是，有些妈妈因为怀孕生产而觉得自己胸部不如以前丰满美丽，想借助隆乳手术来恢复昔日的风采，此时，除了植入异乳，还必须同时实施乳房固定术，将乳头、乳晕提高，必须将多余的乳房皮肤去掉，此时乳房因为经过重新的组合，若再次怀孕，势必会影响日后的喂奶。

换言之，单纯隆乳，无碍喂奶。只要手术不切除乳腺组织，日后想再怀孕哺乳，基本上都不会有太大问题。不过，医生建议，想要做乳房整形手术的人最好是不想再怀孕的妈妈。

担心胸部变形（下垂、外扩、萎缩）

很多妈妈会把这个问题当做喂母乳的大敌，事实上，要提醒妈妈的是：随着怀孕期间的乳房变大、变重，有些妈妈只想到轻松方便，一回到家就把内衣摘除，想让两个乳房透透气，而变化就是从这里开始的。因为逐渐变大、变重的乳房，一天天失去内衣的支撑及包裹，地心引力时时吸引着它们，随之而来的当然就是下垂与外扩了。所以，应该在怀孕及喂奶期间穿戴适当的内衣，不要只图一时的方便与快意，那么乳房变形的问题，就不用太担心了！

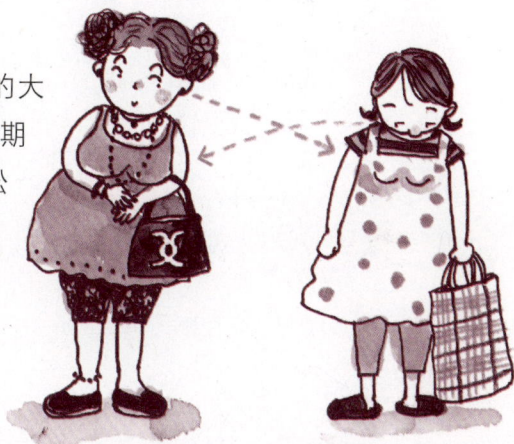

至于萎缩通常是误会，随着怀孕的变化，乳房有了前所未见的雄伟，令妈妈留下满意得不得了的记忆，当它恢复原状时，妈妈的落差就很大了，常被误会认为是萎缩了。

防止产后乳房变形，除了调理自身的内分泌之外，还可以借由按摩、运动或冲水等方式来改善，不过，必须持之以恒，才能看见效果。

❤ 如果是轻微下垂的乳房，可由局部按摩来改善，妈妈可轻拍、揉捏乳房，方向则由下往上，慢慢靠向乳头方向进行。

❤ 每天做增强胸肌的运动，如伏地挺身，或俯、卧、撑及双手外展的扩胸运动，促使胸肌发达有力，增强对乳房的支撑作用，恢复弹性。

❤ 沐浴时，以冷水或温水冲洗胸大肌或由下往上以水冲洗乳房，促使乳房有饱胀感。

❤ 离乳时，吃退奶食物（如韭菜、空心菜及生麦芽），不要打退奶针，就不会有胸部变形走样之忧。

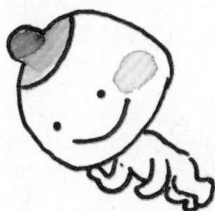

身心愉悦
的妈妈

❶ 哺乳期的性生活

产后多久才能享鱼水之欢？

　　阴道分娩的过程是相当辛苦的，足月宝宝的头围约有35厘米，产妇的阴道至少历经了2小时的挤压、硬撑用力才能将宝宝生出来，因此产妇的阴道及会阴部必然会水肿、淤血；再加上分娩时的阴部撕裂伤、会阴切开及缝合，伤口3~5天就能愈合。一般而言，产后6周，子宫、阴道就能恢复到非怀孕的状态，但约有30%的妇女在产后2个月仍会感到性交疼痛。尤其是在生产时使用到"产钳"或"真空吸引"的阴道分娩者，阴道及会阴的伤口更加严重，要恢复产后性生活最少需要2个月。

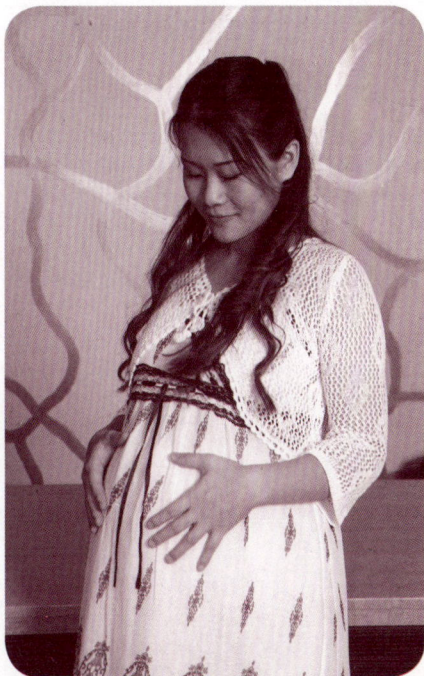

　　话虽如此，有些先生自从太太怀孕就开始禁欲，终于等到生产后，可能会有些迫不及待，其实只要在太太的首肯下，当产后恶露干净后还是可以的。下面有几点给先生的建议：

1 先生或家人应多体谅产后妈妈，协助照顾婴儿及分担家事，让产后妈妈多点休息的时间；若经济能力许可，可花钱请短期保姆帮忙做家务、带孩子，以减轻产后妈妈的身体及心理负担；或是让妈妈到产后护理之家做月子，机构中有专业的护理人员可以帮忙照护宝宝及照顾产后身心俱疲的妈妈、提供营养月子餐，并开设专业的育婴讲座以教妈妈更丰富的育儿常识。

2 无论自然生产或是剖宫生产的妈妈，都可能有内分泌改变及伤口疼痛的问题，产后的内分泌改变，会使阴道的分泌物减少，导致阴道干涩，所以产后第一次行房时，先生要温柔一点，增加前戏的气氛酝酿，不要太过急躁，动作务必轻柔，必要时可使用阴道润滑剂；如果产后妈妈仍然觉得疼痛，可能还需要忍耐一阵子，或找妇产科医师检查一下，

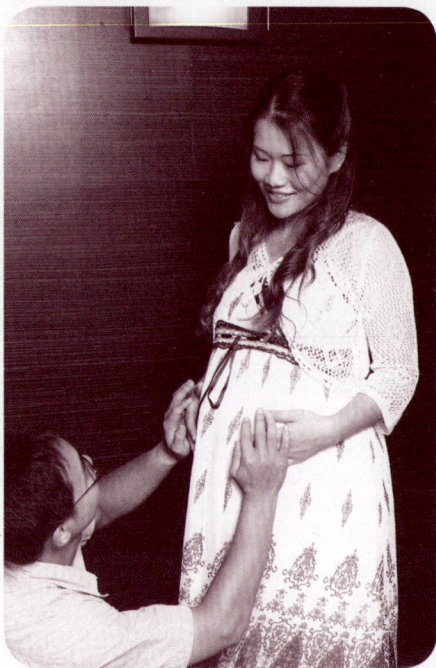

毕竟伤口能完全愈合是最重要的。通常性交不适只是暂时的，不要急于一时，待阴道、伤口自然复原之后，就能重拾闺房之乐了！

3 男女双方都会发现做爱的感觉走了样，不够紧致，怀疑是因为生产过后阴道变松弛了！产后运动中的"凯格尔式会阴收缩运动"可以派上用场，它有助阴道收缩、增加弹性。随时随地都能做这个运动，产后妈妈可不能偷懒哦！凯格尔式会阴收缩运动，是收缩骨盆肌肉的运动，如同正当在小便中，运用收缩的力量中止小便继续排放的动作。

和先生温存时会滴奶，真尴尬？

一般来说，夫妻之间温存时常会有肌肤之亲，尤其是当先生的手游走在乳房时，会启动老婆身上的激素分泌（泌乳激素及催产激素等），而导致乳汁分泌。通常量不会很多，但有些妈妈对这样的状况会感到困扰。此时，可在每天睡前尽量排空乳房，比方说：先喂饱宝宝，或使用吸奶器排空乳房，如此一来，就算不是为了突如其来的温存，也能避免半夜因胀奶而醒来，让妈妈一夜好眠！另外，也可先与先生沟通，尽量避免抚摸乳房，或是不将胸罩脱除。当然，也有些夫妻并不在意滴奶这回事，反而将此当做闺房乐趣！

❷ 我要乳房美好挺

准妈妈的梦魇——乳房变形

胸部变化，是怀孕期间仅次于腹部变化的部位。从怀孕第2个月开始，因为激素的作用而促进乳腺发达，乳房的体积会渐渐变大且敏感。若没有做好胸部护理，很容易导致胸部萎缩、下垂、外扩、松弛，有的还会产生胸部妊娠纹。通常生产过后的女性会遇到的胸部外观改变问题，包括乳房、乳头或乳晕这三个部位的改变。

乳房形状的改变

乳房的改变包括体积、形状、柔软度与皮肤的改变，亦即体积变大或萎缩，形状下垂，柔软度变差，皮肤失去弹性或有妊娠纹。临床上，产后妈妈的梦魇之一是，胀奶时为"E"罩杯，哺乳期结束缩成"B"罩杯。根据统计，原来是A罩杯的妈妈，产后有可能增大至B罩杯；而怀孕前胸型较丰满的妈妈，产后的确有变小的可能性，不过也有不少妈妈发现产后反而让胸更丰满了！但这跟遗传、体质甚至饮食都有关系。另外，年纪越大的妈妈，越容易产生胸部下垂的可能，如果妈妈年龄不大，弹性恢复比较好，就不会下垂。

乳晕颜色的改变

女性的激素会造成色素沉淀，所以在怀孕与喂奶时乳房会变黑，但多数妈妈产后会慢慢转淡，不过要完全恢复到原来粉嫩的色泽，就得视体质而定。在喂奶期间为避免宝宝误食，仅用润肤乳霜保养即可，等停止哺乳后，再以褪斑膏（乳晕霜）配合角质溶解剂治疗。

对于要求完美者，激光治疗是另一选择，不仅是颜色，大小、形状皆可修饰，只是需要相当的技巧。激光治疗破坏色素细胞，待两周后，伤口重新愈合，乳晕就能呈现粉红色，不过术后仍需涂抹乳晕霜，协助维持效果，一般来说，皮肤较黑者，乳晕较容易反黑。激光治疗的价格视乳晕大小而定，若乳晕过大，就得要贵一些。如果乳晕颜色不深，也可以DIY涂抹含熊果素、果酸成分的乳晕霜，寻求改善。

还有部分妈妈为求"速成"，直接把乳晕刺青成粉红色，对此，多数整形医师表示，临床上碰到过很多乳晕刺青，因色泽"失真"前来要求善后的，然而，红色刺青是最难除去的，想借此美"红"乳晕者，应三思而后行。

乳头形状的改变

最常见的是乳头下垂，少部分则会出现乳头凹陷或乳头变大。一般说来，乳头下垂是因为胸部下垂合并的现象，在正常情形下，尤其是年轻的女性，乳头的水平线应该在整个乳房的2/3处或1/2处，如果乳头的水平线低于乳房的2/3，就是所谓的乳房下垂。

什么样的乳房才称得上是漂亮？

一般认为好看的乳房是呈现水滴状或眼泪形状，乳头朝前方，上面比较平，下面比较圆润丰厚，乳头直径约1厘米，高8毫米左右，乳晕的直径不超过4厘米，且乳头的颜色越粉红越漂亮。

产后美胸非常手册

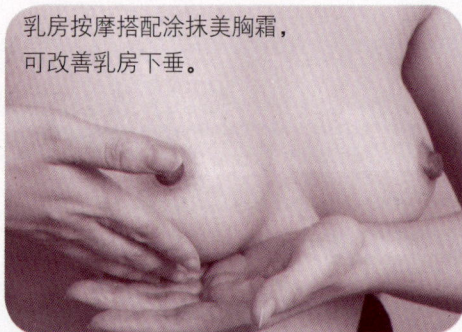
乳房按摩搭配涂抹美胸霜，可改善乳房下垂。

乳房按摩

如果只是轻微的乳房下垂，可由局部按摩来改善。这时按摩的手法要求胸韧带的拉提，以改善松垮现象，并记得搭配涂抹美胸霜或健胸霜（胸部专用，以纯天然成分为主，才不会影响母乳品质）一起使用。每日1~2次，由乳房基部往颈部方向，由内往外画圆形按摩胸部，若想见到成效，就必须要持之以恒。

怀孕初期即可开始使用，除可加强刺激循环活化腺体组织、改善产后或减肥后胸部萎缩变形外，亦可增强胸部及前胸及肩颈肌肤细致弹性，提升胸部线条，防下垂变形及黑色素沉淀。

穴道按摩

指压穴道的主要目的虽是在打通乳房经脉，供给乳房所需的营养，同时促进这些经脉的气、血及淋巴液的循环，进而改善体质。一般而言，**膻中穴**：两乳头中间、第四条肋骨间隙。**乳根穴**：乳头直下，乳房底端，第六条肋骨之间。这两个穴道比较容易找出，按压穴点时以拇指内侧指关节压住穴道点，并用力往下压，往下压的同时，心中默数1、2、3、4、5、6，数到6时，指力应是最深入穴道点，稍稍停留2~3秒，然后数5、4、3、2、1，渐渐全部松开，拇指仍停留在穴道点上2~3秒，接着重复指压的动作，每个穴道至少按压5次，才会有效果。

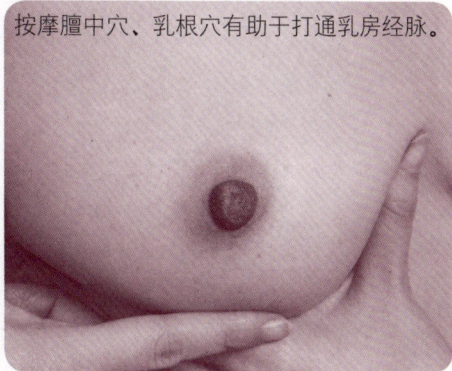

按摩膻中穴、乳根穴有助于打通乳房经脉。

以冷水局部刺激

沐浴时，用莲蓬头以冷水冲击胸部，由下往上、由外往内以画圆的方式冲击乳房与胸大肌，1圈以1分钟为主，至少3~5圈，然后擦干身体，涂抹适量的美胸霜或健胸霜。此举可增加乳房肌肤的弹性与紧实度，是很多女明星与女艺人最推崇的美胸健胸方法。但也需持之以恒才有成效。需要提醒的是，在用冷水冲击前，还是要先用温热水对全身淋浴，等身体维持在相当的温度时，再施行冷水冲击。

健胸运动

做增强胸肌的运动，如伏地挺身，刚开始每天做10个，根据自己的状况慢慢增加到20个。另外，国外健身教练也建议做"贴地飞翔"运动，可以促使胸肌发达，增强对乳房的支撑作用，有助健胸。

贴地飞翔运动：面朝下趴伏于地面，双腿伸直并拢，张开双臂与肩膀成一直线，掌心朝向地面。收紧小腹，并将头、胸与手臂抬离地面数厘米，持续该状态约5秒钟，再放下。此动作刚开始也是每天做10个，适应之后，慢慢增加到20个。

另外，哑铃运动也可以减缓乳房松弛。

哑铃运动：双手各拿一个1.8千克的哑铃，向两旁伸直双臂，以逆时针方向画直径30厘米的圆圈，做15下，慢慢扩大圆圈，再做15下。再扩大、再重复，慢慢地把圆圈增加到每次50下。天天做，两个月后就有明显的改变。

穿对内衣

穿戴胸罩是预防胸部松弛最好的方法,而怀孕与哺乳时受到激素作用,胸部会胀大,使用尺寸适合的全罩式孕妇内衣与哺乳内衣,可减少胸部下垂所造成的皮肤拉扯,也可避免胸部、腋下产生妊娠纹。另外,地心引力也是双峰下垂的罪魁祸首,所以平常坐着或站着时尽量不要弯腰驼背,还有睡觉时尽量不要侧卧在同一边。

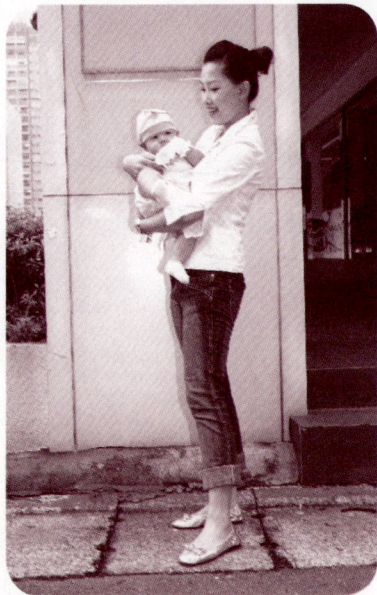

吃对食物

除了体质与遗传,营养也与产后胸部变形息息相关。哺乳期间除了要有充足的休息及睡眠外,应尽量多吃富含胶原蛋白的食物,如肉皮、猪蹄、牛蹄、牛蹄筋、鸡翅等,还有肉类、豆类、牛奶、蛋类等含高蛋白及高脂肪的食物,再加上蔬菜类(每日3小盘)、水果类(每日2份以上)及补充充足的水分。

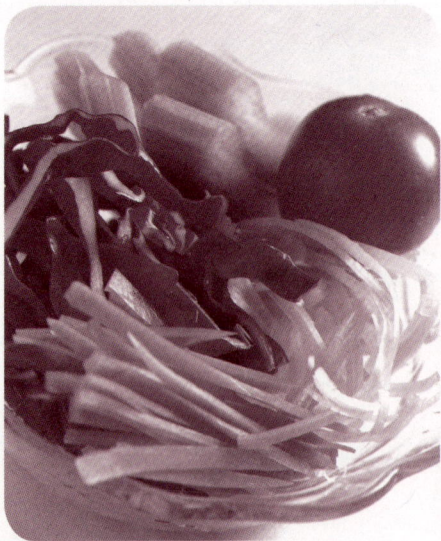

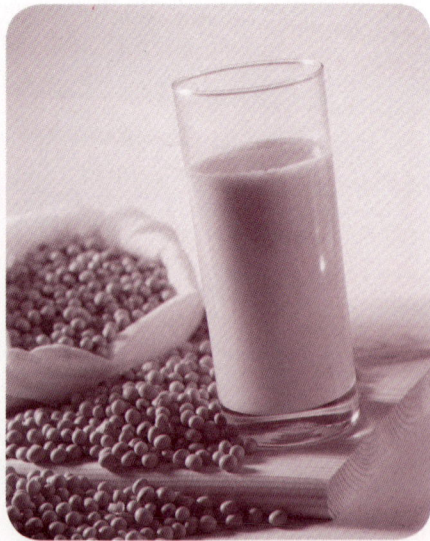

第 一 次 喂 母 乳

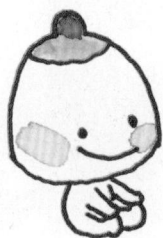

可以利用的
周边资源与支持

❶ 母婴亲善医院

❷ 母乳库

❸ 另一半的协助

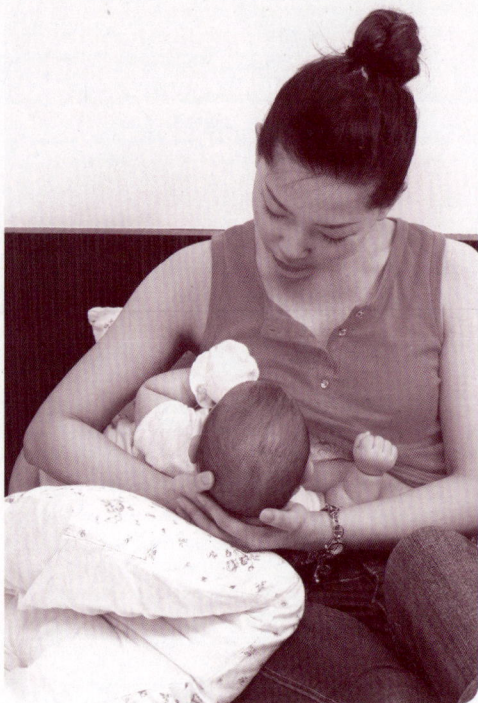

❶ 母婴亲善医院

何谓母婴亲善医院？和一般产科医院有何不同？

世界卫生组织及联合国儿童基金会于1991年开始在全球提倡"全球母婴亲善医院运动"，其宗旨在创造一个让母乳哺喂成为常规的医疗照顾环境，并给予每个婴儿新生命最好的开始。而根据此宗旨，订出了母婴亲善医院的十大措施（此措施是根据Babay Friendly Hospital Initiate，简称BFHI，所制订的全球标准）。

以下便是促使成功哺喂母乳的十大措施：

1.有正式文字的哺喂母乳政策，并和所有医疗人员沟通，促使医院高层的支持及团队的合作顺利。

2.有效并正式地训练所有相关人员（包括妇产科、小儿科医师以及所有相关护理人员）彻底实施这些政策的技巧。

3.让所有的孕妇都能清楚地了解哺喂母乳的好处以及如何成功哺喂母乳。

4.协助产妇在生产后半小时内开始哺喂母乳（即产床上即刻吸吮母乳）。

5.实际教导并协助母亲如何喂奶，指导母亲必须与宝宝分开时（早产儿或需特殊治疗的宝宝）如何维持母乳的分泌（尤其是当母亲第一次哺乳时，更需要哺乳专家的指导及鼓励）。

6.除非有特殊需求，否则不要给宝宝母乳以外的食物（包括葡萄糖水及配方奶）。

7. 有效地实施24小时母婴同室。

8. 鼓励妈妈依照宝宝的需求喂奶，不要限制哺乳时间的长短及频率。

9. 不要给予喂母乳的宝宝人工奶嘴或安抚奶嘴。

10. 协助建立哺喂母乳的组织，并于妈妈出院后介绍到该组织。

由于越来越多的医院参与母婴亲善医院的行列，然而在执行母婴亲善时，仍会遇到不少问题：

❤ 耗费更多的人力，去协助母婴同室的执行、产前的卫教工作及产后的追踪辅导。

❤ 可能会引起除了母亲本身以外家属的误会（如婆婆或妈妈），医院为何不让宝宝一出生便在婴儿室给予配方奶的哺喂，而要将宝宝推到病房，是否此医院的护理人力不够或特别懒惰。

❤ 花费更多成本，比如：教育训练、环境布置、人事成本甚至电话费等。

虽然困难重重，但经由统计的数字显现母婴亲善医院的母乳哺喂率比一般的妇产科医院高出许多，其成功持续哺喂的比率也在不断增加！母婴亲善医院已逐渐发挥实际功能，将哺喂母乳的观念推向全社会。

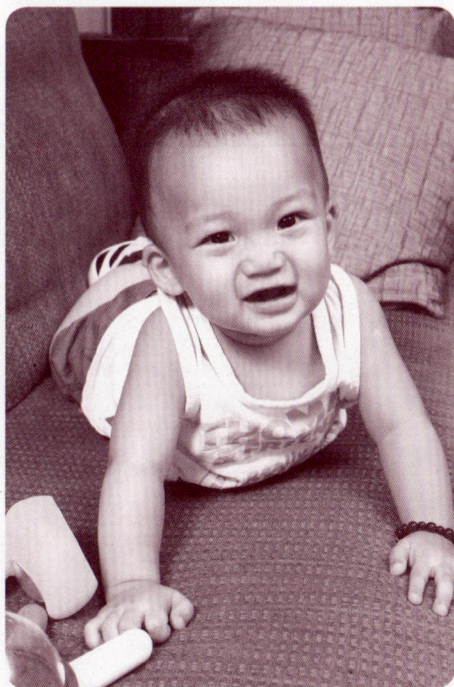

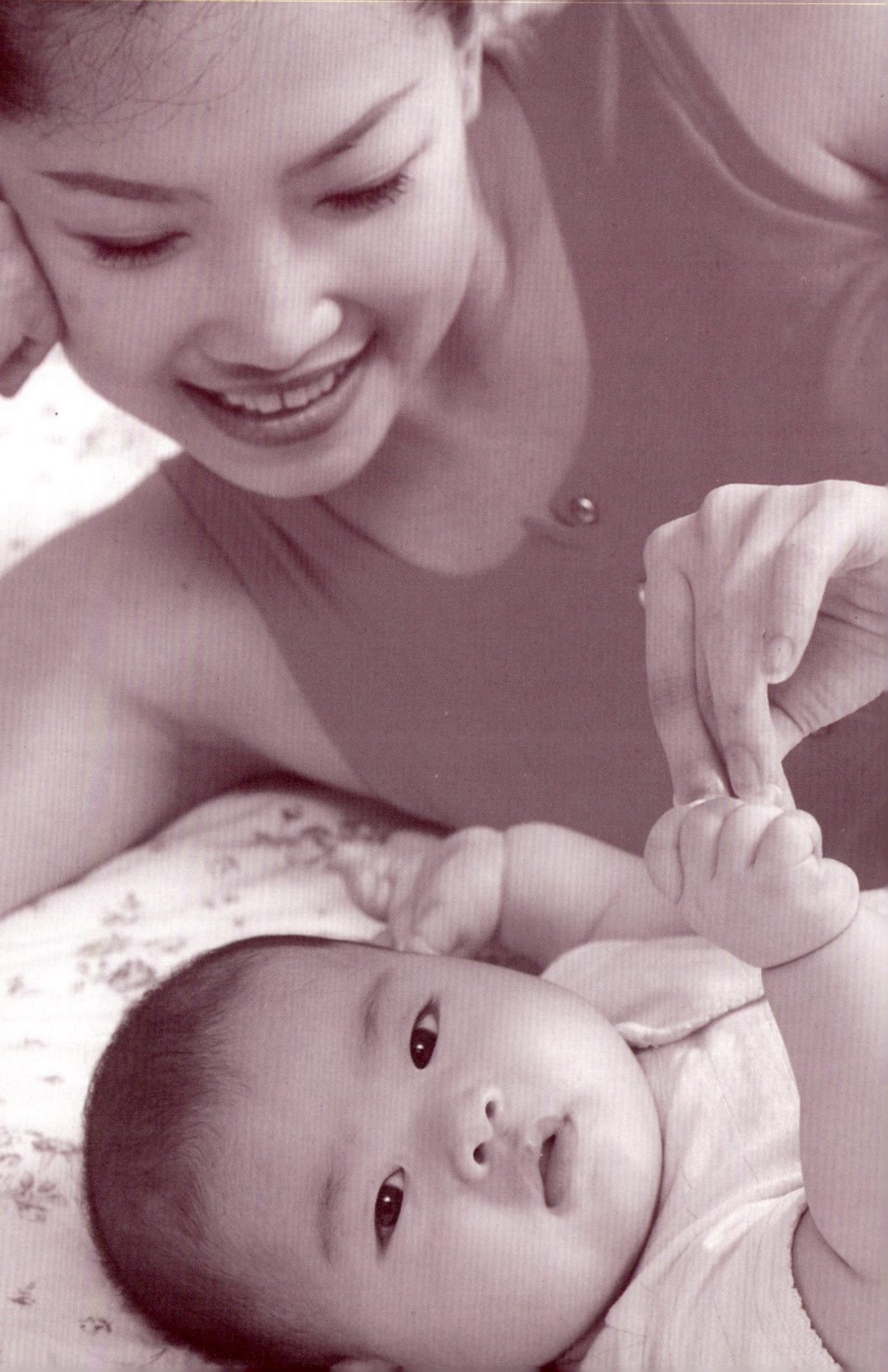

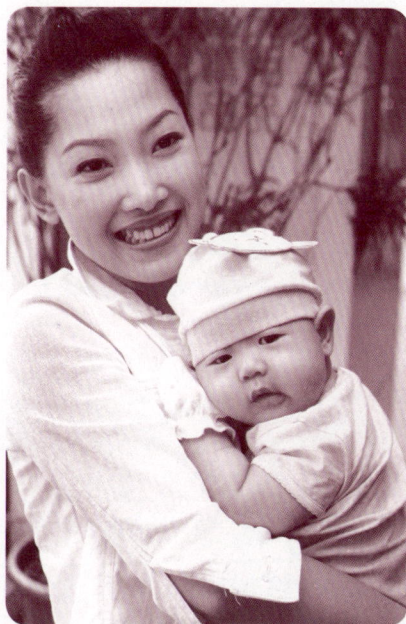

② 母乳库

何谓母乳库

　　我们知道母乳中含有最完整且丰富的营养素，可提供宝宝出生至6个月足够的营养需求，并持续提供相当的营养成分到至少2岁以上，它是宝宝出生后最好的食物来源。母乳库可让无法喝到母乳的新生儿有机会分享母乳的美妙，并让有多余奶水的妈妈有贡献珍贵母乳的机会。研究文献指出，喂食早产儿母乳（自己母亲或捐赠的母乳），可减少坏死性肠炎的发生，并将所有母乳的好处发挥到极点，使早产儿身强体壮，早日脱离医院回到妈妈的怀抱，同时节省住院成本。

　　母乳库采用先进设备，包括恒温控制、灭菌杀菌设备以及严格的检验设备，能让爱心妈妈们提供的母乳有最好的储存环境。整个母乳库的管理包括捐赠者的记录、母乳的标示、冷冻柜的温度控制、冷冻母乳回温的标准作业流程等。目前美国、加拿大、英国、北欧、巴西等都有正式的母乳库。

什么样的人可以捐赠母乳？

　　母乳捐赠者必须经过严格筛选：没有抽烟，没有服用任何药物，健康状况良好的哺乳妈妈，并如献血者一样，接受过艾滋病毒HIV 1和HIV 2、人类T淋巴球病毒HTLV 1和HTLV 2、B和C型肝炎血液筛检呈阴性，同时梅毒血清反应也必须呈阴性，且没有肺结核病史。另外，如果在最近12个月内接受过输血者、每天饮用超过60毫升的酒精饮料、采用全素而且没有补充维生素或是有药瘾者，都不适合捐赠奶水。

　　若遇上捐赠者有下列状况时必须暂停捐赠奶水：有急性的传染性疾病（如乳腺炎或乳头霉菌感染），家中有人得麻疹4周以内的、妈妈本身接受活性疫苗（如口服小儿麻痹疫苗、麻疹、腮腺炎疫苗注射4周以内的）、喝酒后12小时内的、疹病毒或水痘感染，都要立即暂停捐赠奶水，以确保乳汁的最佳品质。

取得母乳库奶水的条件

　　母乳库的成立，主要是帮助有实际需要的宝宝。依据北美母乳库协会（HMBANA）规定，母乳库的母乳必须在医生的处方下才可提供给早产儿、吸收消化不良、配方奶耐受不良、免疫功能不全、先天异常或刚开完刀的宝宝。有些地区在母乳库的奶水充足情况下还可提供给领养的宝宝及母亲因为某些情况必须暂停哺乳的宝宝，或是妈妈奶水分泌有问题的宝宝。符合条件者，可向各大医院母乳库提出申请，由医院按当时的母乳存量，依个案的轻重缓急，来决定需求者的先后顺序。

　　由于目前正式设立的母乳库并不多，呼吁大家能留给真正需要的宝宝。然而有些妈妈在不符合条件的情况下，于网络上透露"急需母乳"，引发好心的妈妈直接提供母乳，此种行为极有可能在双方皆不知情的情况下，造成宝宝潜在性的伤害，其实是得不偿失！另外，专业的医护人员郑重提醒：随意接受来路不明或未经正式检验的母乳，是相当危险的。

❸ 另一半的协助

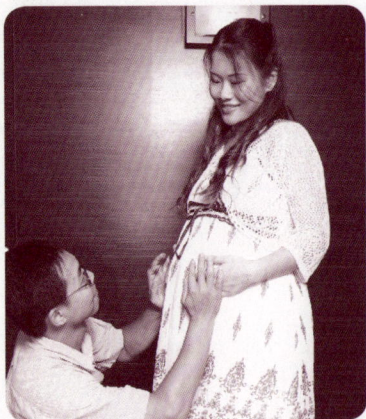

从产前的"拉梅兹生产呼吸减痛法"到产后的母乳课程，爸爸都不应该缺席。

　　太太在喂奶，爸爸该扮演什么角色呢?

　　就像一个不变的定律：喂母乳是女人家的事。从平时的产前妈妈教室来观察就可以明显地得知：当上课主题是拉梅兹生产呼吸减痛法时，起码一半以上的爸爸会主动参加；而上母乳课程时，爸爸的人数则是少得可怜。问问没来的爸爸，他们统一的回答是，母乳课我去做什么，我又没办法帮忙。殊不知在喂母乳这件事情上，爸爸所扮演的角色其实是相当重要的，甚至是能不能成功喂母乳的关键所在。所以在此特别呼吁，母乳的课程应该是由爸爸，甚至婆婆、妈妈陪同参与，这样，母乳的哺喂率会大大提升！

太太需要先生的支持

喂母乳是一个全新的课题，妈妈、爸爸，甚至连宝宝都是在出生后才开始学习（就算是第二胎、第三胎的宝宝，他们都是一个新生命个体，都需要在妈妈及爸爸的支持下来学习）。既然是一个新角色，而先生又是太太的重要支持者，若没有得到先生的支持，只由太太孤军奋斗，可能会导致身心疲惫，严重者还可能出现产后情绪低落或是忧郁症呢！

随时关心可能过于劳累的太太

由于母乳的哺喂每天10~12次，若在宝宝及妈妈都尚未熟悉之下，次数可能会再加几次，且每次哺喂的时间可能会依照妈妈及宝宝不同的状况而长短不一，加上每位宝宝的脾气及需求也不同，所以妈妈所要付出的心力会更多。坐月子期间可能还好（尤其是住在产后护理之家的妈妈，随时都有医护人员可以协助）。当满月后，所有的工作接踵而来，但大家可能无法了解你的身边多了一个宝贝要照顾，会占去你大多数的时间，让你每天都有做不完的工作，此时先生应更加关心太太，"三餐吃了没（很多妈妈为了忙宝宝的事而没有时间吃饭，这是真的，一点都不夸张）、昨晚睡得好吗？（为了喂母乳，整夜都像惊弓之鸟，无法好好入眠）"，必要时给予协助。

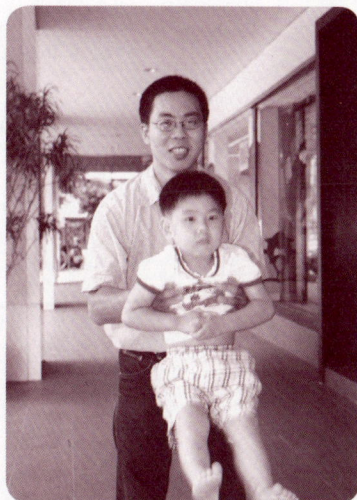

爸爸在妈妈忙碌的时候帮忙哄孩子、做家事，既能促进亲子关系，也能让家庭气氛融洽。

真心体谅繁忙、疲累的太太

没有亲自带过孩子的人，绝对无法体会一位新手妈妈自己一个人带宝宝，甚至亲自喂母乳是多么忙碌的一件事。她可能没空或不方便接电话（因为宝宝正在吃奶或正准备入睡），除了要喂好宝宝外，清洁宝宝周围的环境，每天清洗宝宝的衣服（每天不止一套衣服、床单，因为调皮的宝宝随时都有可能吐奶或小便、大便，弄湿衣服或弄脏床单），不定时会遇上宝宝耍脾气或耍赖，当妈妈的就得花心思哄他。更何况宝宝一天比一天大，睡眠的时间就越来越短，而宝宝清醒的时候，就是妈妈要与宝宝培养亲子关系并教育宝宝的时候，再加上正常每天10~12次的喂奶，所以先生回家后会发现：凌乱不堪的家（没时间打扫）、衣服洗了但还没晾、精疲力竭的太太。此时，先生若一回家就开始抱怨，那么一场男人与女人的战争将自此展开，所以请先生一定要体谅，甚至卷起袖子帮帮忙，毕竟家是由先生及太太共同组成的，不要将家务完全归给太太一个人，尤其是多了一个小宝贝，更应该两人同心，携手走过这一段日子。

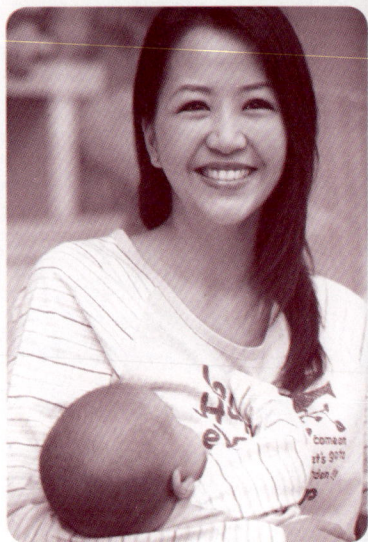

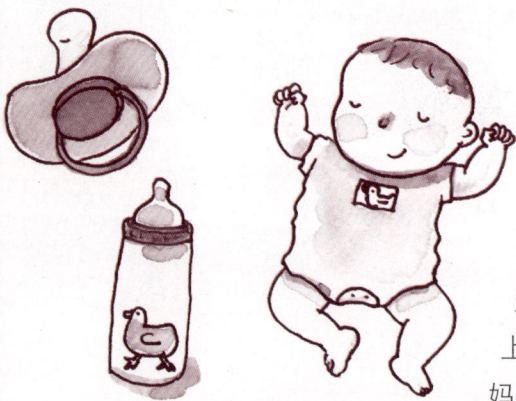

别忘了服务一下太太

先生下班时，可以顺便带晚餐，或是带太太喜欢吃的营养点心回家。然后尽可能给太太一点协助，比如说：哄哄宝宝或带宝宝去散散步，让太太有点空间可以好好地洗个澡、吃个饭（因为白天，孩子可能无法离开妈妈，而使得妈妈连上厕所都要将门打开，让宝宝能随时见到妈妈）。相信这样的举动，会让太太十分感动！

当太太喂完奶时，先生可以接过来哄宝宝睡觉

因为爸爸温暖的胸膛及厚实的臂膀是宝宝的最爱，如此不但先生有成就感、参与感，更能促进爸爸及宝宝的亲子关系，同时让太太休息或做做喂奶前未完成的事。

第 一 次 喂 母 乳

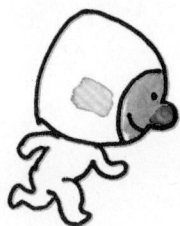

解开喂母乳
的疑惑

23个常见Q&A

是的，母乳最好。很多妈妈们都知道母乳的优点多得数不清，也表达了喂母乳的意愿，但最后却仍给宝宝喝配方奶。根据调查发现，让妈妈放弃的理由是心里早已存在的迷惑。这些迷惑都是一些错误的观念，如何解决这些难题呢？

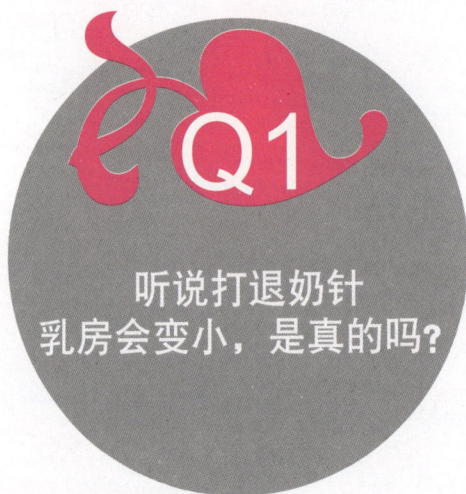

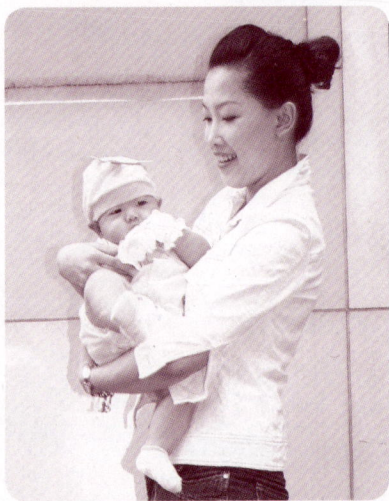

Q1

听说打退奶针乳房会变小，是真的吗？

A 退奶针的药理作用是抑制大脑前叶泌乳激素的分泌，而乳房的大小取决于乳房中脂肪组织的多寡，所以，打退奶针是不会影响乳房大小的。多数的妈妈在产后会觉得自己的乳房变小了，归咎的原因有很多：生小孩、喂母乳、打退奶针、月子没做好、营养流失……其实不然，大部分的妈妈会发现，生完宝宝后，罩杯也升级了！如果"善待乳房"，怀孕会使得胸前变得史无前例的丰满，引发妈妈的成就感。倘若妈妈们在怀孕及喂母乳的阶段贪图轻松、方便，忽略了对乳房的照护，省略了内衣的支托，导致乳房下垂、外扩，再加上产后"恢复原状"，让妈妈们大失所望，只能期望整型内衣协助自己"调兵遣将"，将流落在外地的脂肪硬拨回来，何苦来哉？

话虽如此，如果是打了退奶针之后，又因为母爱的光辉，再度兴起想喂母乳的念头怎么办？天下无难事，只怕有心人，只要妈妈心中有宝宝，脑海中充满了宝宝可爱的画面，并且勤奋亲自哺喂母乳，让宝宝再度有机会吸吮乳房，来启动妈妈的母乳机制，那么乳汁仍然是可以源源不绝的。

Q2

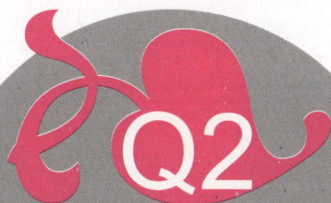

喂母乳 要喂到什么时候 最恰当?

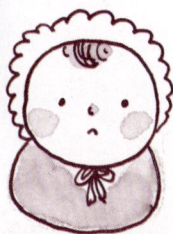

一般而言，建议哺喂母乳至少6个月，但是母乳要喂到什么时候较恰当? 何时该离乳? 真的没有一个标准答案。完全应该依照妈妈及宝宝的状况而定，最重要的是让宝宝自然离乳，甚至喂到2~3岁都是没问题的。不过，要注意的是：母乳的成分会随着宝宝的成长而有所变化，所以当宝宝6个月，建议给予添加副食品，补充宝宝的营养，并建立宝宝未来的饮食习惯。然而当宝宝1岁时，母乳的营养占宝宝需求的35%~50%，也就是说，此时的宝宝不能仅依赖母乳为主食了。

离乳是两个人的事，是妈妈及宝宝所共同面临的事，有些妈妈在宝宝准备离乳期间或刚完成离乳时，觉得宝宝不再需要妈妈了，会有些许甚至严重的失落感，而影响情绪，这正是妈妈需要自我调适的地方。然而在宝宝的部分，需要注意到下列几点：

1.采用渐进式离乳

突然离乳对妈妈而言可能会导致消化不良、乳腺发炎；宝宝则可能会变得焦虑不安。最好的方法是逐次递减，先选择一次宝宝最有可能可以不需要母乳的时间，提供替代品取代母乳。

2.选择替代品

1岁以下的宝宝仍然需要吸吮的满足，在离乳期间可能需要借助奶瓶或奶嘴，不过有些宝宝并不喜欢奶瓶或奶嘴，那么妈妈可能要选择较稠的食物来取代，以增进饱食感。

3.密切观察宝宝

在离乳期间，宝宝的情绪反应可能会出现焦虑、不安、易怒、情绪低落、失望等，此时的你要给予宝宝足够的关怀，等待宝宝情绪较稳定时，再往下一个步骤进行；或许这样的期间会很久，但是这可是帮助宝宝进入人生另一个阶段非常重要的时期，急不得的。

4.不要强制性的与宝宝分开

有些父母会听从长辈的建议，只要和宝宝分开7~10天，宝宝就会自然忘掉母乳了；是的，宝宝是会忘掉母乳，但也会对父母失掉信心；对宝宝而言同时承受离乳及分离的痛苦，难度实在太高了，极有可能造成身心的双重伤害，你忍心吗**?**

5.爸爸也很重要

一般而言，妈妈都是喂完奶后顺便哄宝宝入睡，在准备离乳期间，每次喂完奶后可将宝宝交给爸爸帮忙哄，让宝宝逐渐习惯妈妈以外的人，如此能渐渐降低宝宝对妈妈的依赖。

Q3 胸部太小，会影响母乳分泌量吗？

A 很多胸部小的妈妈总会担心奶量不足无法喂饱宝宝。其实，乳汁的分泌是一种"供需原理"。宝宝需求量越大，妈妈的分泌量就会增加，即使储存量不足，妈妈仍然可以在宝宝吸吮后30分钟，分泌足量的乳汁以满足宝宝下一餐的需求，所以无论胸部或大或小，都不会影响乳汁的分泌量。只要持续地让宝宝吸吮乳房，不断地将乳汁排出，分泌量必能源源不绝，且一天比一天多，这是一个不变的定律。

Q4

母乳宝宝会很难带，黏妈妈不独立吗？

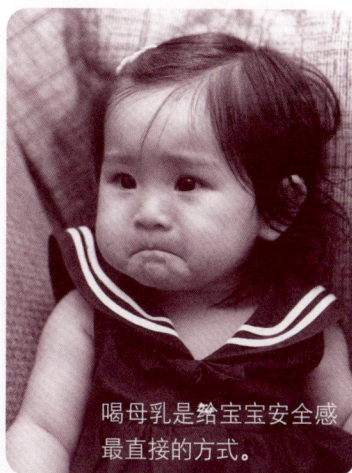

喝母乳是给宝宝安全感最直接的方式。

A 许多母乳宝宝的照顾者如保姆等，常常会因为这个理由要求"退货"，或者建议（其实是半强迫）改以配方奶喂食。其实从国外的诸多有关儿童心理学方面的研究显示，小时候宝宝有足够的安全感，长大后宝宝的性格是比较有自信而且比较正向的。而吃母乳是给宝宝安全感最直接的方式，让宝宝在足够的拥抱下长大。

吃母乳且自然离乳的宝宝们（大部分的宝宝会在2~4岁之间自然离乳），通常人格特质是比较独立且有自信的。因为，他们不是在充满压抑与恐惧的被迫独立，而是坦然自信地成为一个独立的人。他们从妈妈的乳房获得了抚慰，经历了更多的亲密接触，从而建立起安全感，并自然而然地发展出足够的能力，来自己决定离乳。当他们准备好可以离乳的时候，他们会清楚地知道自己已经"完成"了某一个阶段，可以往下一个阶段迈进了。离乳是他们人生的一个重要里程碑。

所以，吃母乳不会让宝宝变得依赖难带，也许有个案是因为母乳强化了宝宝的依赖事实，然而，请相信，罪魁祸首绝不是喂母乳所造成的，而是每位宝宝都有被呵护的需求，只是母乳妈妈通常能主动给予安全感，而其他宝宝却要学习着用不同方式要求获得抚慰（如哭、吸吮自己的拳头），假若宝宝经常无法满足需求，那么宝宝只好被迫舍弃要求，而无奈的选择自力自强，可怜无助的宝宝慢慢地开始累积退缩及自卑等负面的性格。

Q5 喝母乳容易饿，真的不能一觉到天亮吗？

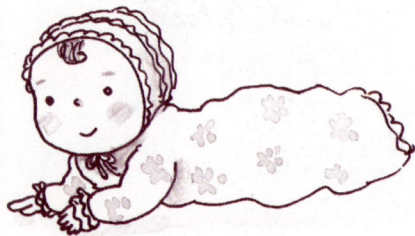

A 的确有些宝宝情况如此，因为母乳是非常容易消化的食物，因此，相对于喝配方奶的宝宝，需要较频繁的喂奶次数。

不过，若母亲能学习躺喂技巧，半夜宝宝需要喝奶时，只要轻轻揽住宝宝，让宝宝自动吸吮乳房，则全家都不需要起床安抚宝宝，比喝配方奶更轻松。通常，妈妈夜间母乳的分泌量为白天的1.5~2倍，绝对有机会让宝宝吃得饱、睡得好；同时，当妈妈分泌乳汁时，身体会分泌较多促进睡眠的激素，让妈妈边喂边睡。

而且宝宝也会渐渐地形成自己的睡眠机制，可将晚上的睡眠时间拉长，慢慢地也会有一觉到天亮的机会，只是每位宝宝的情况不同罢了。有些宝宝满月后夜晚的睡眠时间就开始延长，如果你有这样孝顺的宝宝，应感到非常的欣慰；倘若不是如此，不用生气，其实宝宝夜晚没睡好，他们自己也不舒服，给他们一点时间去调适，通常3个月内就会渐渐改善了。

Q6 我酒量不好，吃完麻油鸡会不会影响母乳品质？

A 吃麻油鸡是产后坐月子补身体的传统习俗，通常会以老姜、麻油及米酒来烹调。其中的麻油是以黑芝麻提炼，含有不饱和脂肪酸，并且可以帮助子宫收缩，不过芝麻是高过敏食物，如果担心宝宝过敏的问题，可改以苦茶油替代；而适量的米酒在中医方面可作为药引，可以促进全身气血循环，并且增加口感；只是酒精成分会经过母乳进入宝宝体内，研究发现：新生儿摄取少量的酒精会影响宝宝睡眠，若长时间饮用担心会影响宝宝的肝脏及脑神经发育。一般而言，妈妈在食用麻油鸡后30分钟，母乳中酒精浓度达最高峰，而在3小时后会消失。所以，安全起见，建议妈妈们在烹调时可以选用半水半酒，烹煮时间要超过45分钟，并且每天不超过2碗，另外，可以考虑在吃麻油鸡前及吃完后4小时再进行哺乳，或者事先将母乳挤出来备用是最安全的方法。

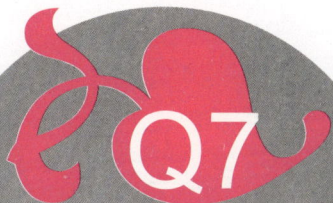

A 由于商店里的配方奶广告令
人眼花瞭乱，如比菲德氏
菌、叶酸、DHA等的营养物质名
词，易让人产生"不会差母乳太
多、甚至较高级"的错觉，妈妈们
观念里对配方奶已有接受的态度，
自然在遇到不顺时，便易于妥协改
用配方奶。

另外，很多妈妈以为喂母乳
是件极为伤身的事，部分老一辈的
人甚至有"一滴乳、一滴血"的错
误观念，在这样的状况下，母亲哺
喂母乳的意愿自然无法提升，而导
致恶性循环。

其实所有的配方奶都是仿照
母乳而制，标准较接近母乳，但它们终究还是加工食品，永远无法与母乳
相媲美，光是提供抗体这点就无法相提并论了，更何况母乳会随着宝宝年
龄的不同而有所变化，这是配方奶根本做不到的。

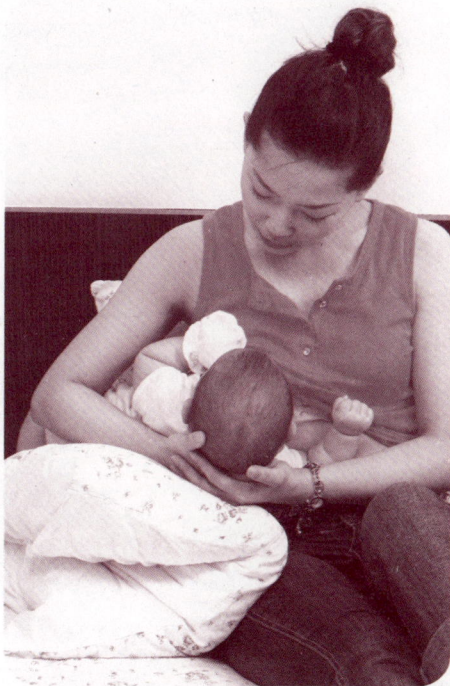

Q8

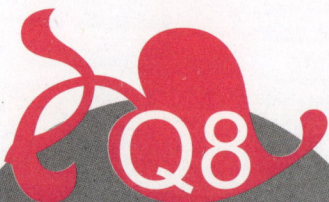

**我的宝宝吃饱了吗?
怎么知道婴儿
吃得够不够?
如何知道自己的奶水
够不够?**

A 宝宝出生的1~2个月期间，每天能吸吮母乳8~12次，也就是2~3小时即可哺喂一次，或许夜间时间会拉长，但因人而异，也有宝宝像猫头鹰一样，白天睡得好，晚上吃得多；如果真的是也别害怕，通常日夜颠倒的情形，最长3个月时就会改善了，但要记得，夜里泌乳激素的分泌是比较旺盛的，也就是母乳在夜里分泌的乳汁比较多，别错过这样的好时机!

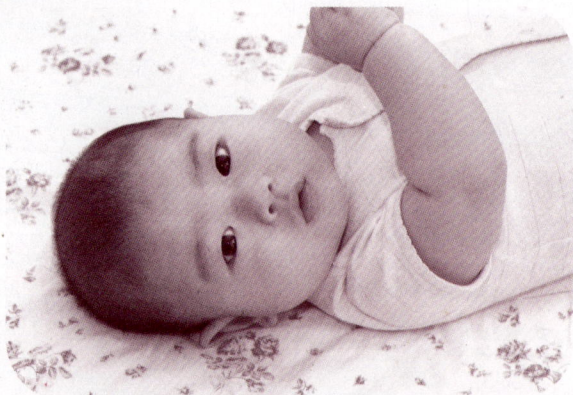

1.从宝宝的体重来判断：

宝宝出生的第1周是生理性脱水期，所谓的生理性脱水就表示"那是正常的，每位宝宝都会这样"，妈妈不必恐慌，更不要因此误以为自己没有把母乳喂好，是不是母乳不足等，此时宝宝的体重会下降8%~10%（比如出生时体重3千克，可能会下降为2.7千克），但一周后就会回稳，并开始往上升（但记得是从2.7千克开始上升，别算错，又引起自己的苦恼），两周时会恢复到出生时的体重。

在出生的3个月内平均每周体重可增加125克，或每月约增加500克，如果您的宝宝达到此目标，就表示宝宝吃到了足够的奶水（记得每次测量体重时的条件要相同）。比方说：下午刚洗完澡穿一件纱布衣，包一片尿布时测量，那么下次测量时亦是同样条件，才不会有太大的误差。

2.从宝宝的尿量来判断：

这个观察法是以更换尿布的片数来计算，出生第1天，1~2片，出生第2天2~3片，超过第6天起，每天约6片（有点分量的尿布）。其中，小便的颜色不宜太深（如深橘色），若颜色太深可能是水分不够使尿液浓缩，那么就该增加母乳哺喂的次数及时间了（在此要提醒妈妈：若妈妈对宝宝的大、小便颜色，是否拉肚子、便秘或小便感到有问题，记得将换下的尿布或有疑虑的大、小便带到小儿科门诊，请医师看，避免因认知不同，而使妈妈过度担心。通常小儿科医师会乐意看你宝宝的大、小便，甚至有的医师还会拿支压舌板仔细地"翻阅"甚至闻闻味道是否有问题）。若尿量正常，那么妈妈大可不必怀疑自己的宝宝没有吃饱了，想一想，如果没有足够的进奶量，哪会有多次的小便量呢？

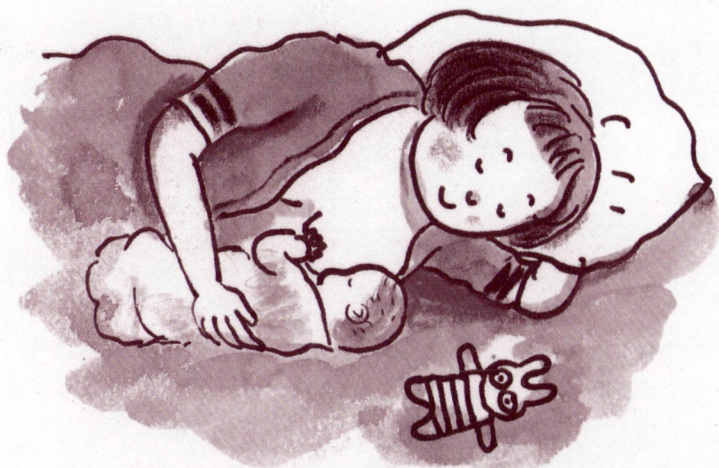

Q9

白天要上班，
夜间喂奶很辛苦，
可以白天哺喂母乳，
晚上由家人
喂配方奶吗？

A 夜晚喂奶也可以很简单，只要让妈妈与婴儿在夜晚共眠，妈妈躺着就能喂母乳，甚至可边喂边睡，不需要特别起身喂奶。建议每位妈妈都要学会躺着喂母乳。妈妈无须担心会压到宝宝，因为正常的妈妈都有足够的警觉心保护宝宝，除非妈妈有吸毒或是药瘾。

休息是为了走更长远的路！大多数的妈妈会希望晚上好好休息，储备体力，隔天继续冲刺。殊不知如此的做法是本末倒置，夜间所分泌的乳汁量多、脂肪含量最高，最能增加宝宝的饱足感，让宝宝能睡得更长更深。有研究指出，夜间母婴同床不会减少妈妈的睡眠时间，宝宝能睡得更安稳，哭闹的时间也比较少（约为母婴分开的1/20）。话虽如此，妈妈在夜间哺乳时还是要注意足够的休息，同时，满足婴儿在营养和情感上的需求。

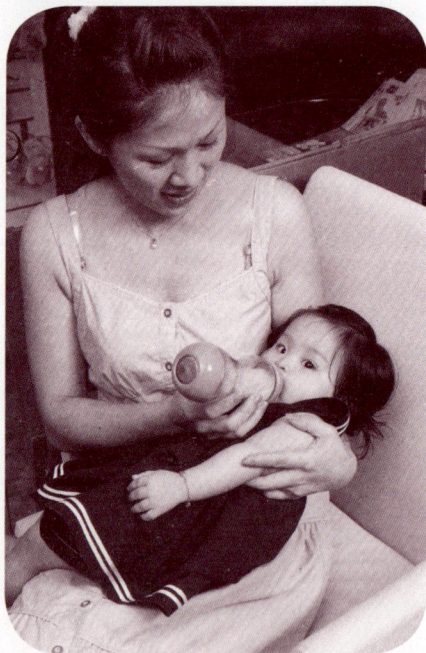

**为了使妈妈免于身心疲惫而放弃夜间哺乳，
有些小窍门可以提供参考：**

1.白天固定且多次哺乳

　　2~3小时哺喂一次，尽量让宝宝喝饱，再加上夜间乳汁的特性，以降低宝宝夜间喝奶的次数。

2.睡觉前再喂宝宝一次

　　一般而言，妈妈一定要先安排好宝宝才有时间洗澡，也正因为如此，宝宝9点喝饱入睡，妈妈可能10点半就寝；那么睡前再喂一次，就能避免约12点必须再起来喂奶。

3.使用两侧乳房边睡边喂

　　以侧睡方式喂奶，宝宝吸完一边，妈妈将宝宝环抱于胸前，翻滚至另一侧，再喂另一边乳房，以确保宝宝得到足够的母乳。

4.哺乳前先换尿布

　　使宝宝哺乳后能立即入睡，但若宝宝习惯喝完奶后解便，则不适合此方法。

5.哺乳后协助打嗝 并抬高30°右侧卧

　　夜间哺乳吸入的空气较少，无须刻意帮宝宝排气打嗝，除非宝宝有经常性溢奶或吐奶的情形。可将宝宝置于大人枕头上（抬高30°），并采取右侧卧，轻拍宝宝背部，直到打嗝，以防吐奶，并可降低腹部绞痛几率。

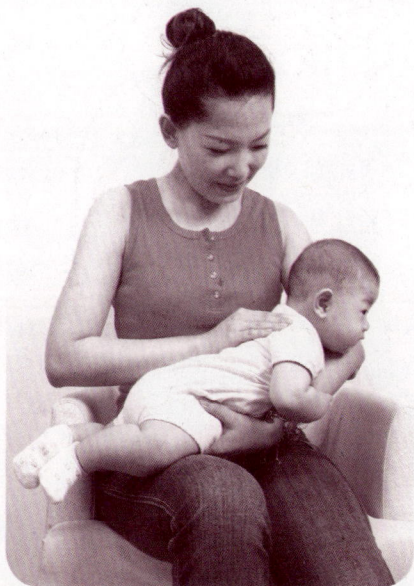

Q10

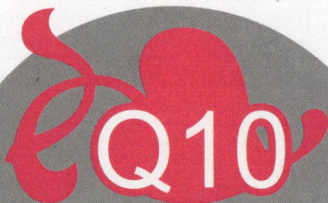

宝宝长牙了，咬我的乳头怎么办？

A 发现宝宝第一颗微凸的小乳牙，是件令人振奋的事。大多数的宝宝6~9个月大的时候开始长第一颗牙，但也有少数的宝宝会提早或更晚才长牙（每位宝宝的情况都不一样）。长牙的时期可能会造成宝宝情绪烦躁不安、进食情况不稳定、流口水、牙龈痒，常咬着放入他嘴巴的任何东西，包括妈妈的乳头，于是在控制能力欠佳的情况下，不小心咬到妈妈的乳头是很常见的。遇到这种情况的妈妈，应该以坚定、温和的语调及表情告诉宝宝："不可以！妈妈会痛喔！"接着轻轻地将宝宝与乳房分离。

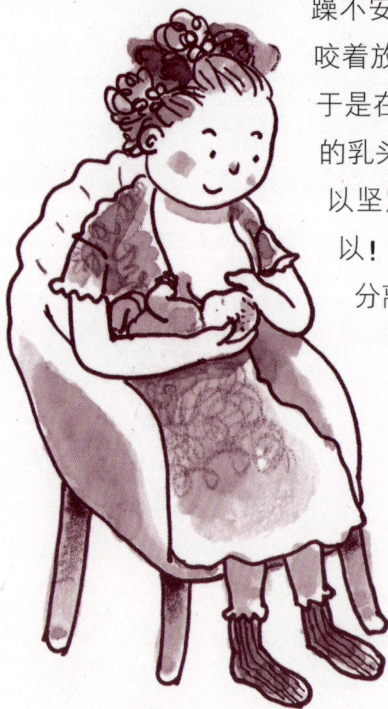

说这句话时，绝对不可以嘻笑的语气及表情面对宝宝，否则宝宝会认为这是一件好玩的事，那可就糟了，但切记：将宝宝与乳房分离时，千万不可强行拉出，或者会有"易拉罐"效应，使妈妈的乳头破裂、受伤。妈妈可将手指伸入宝宝口中，保护自己的乳头使乳头安全地移出宝宝口腔，以免乳头受伤。

Q11

宝宝如果吃不够,该如何搭配副食品或配方奶?

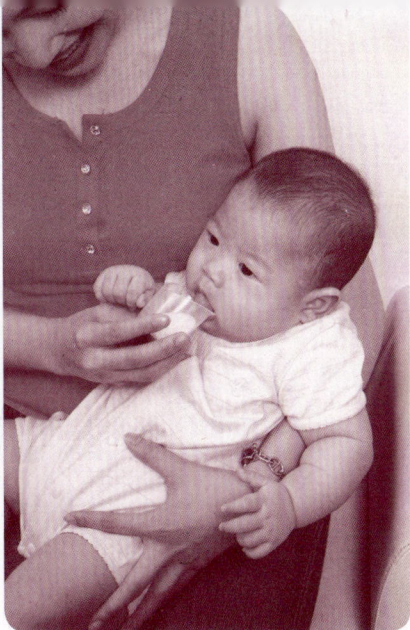

A 如何添加配方奶?宝宝到底吃多少才算够?常常是让妈妈们摸不着头绪的问题!在此仍然要强调:只有信心不足的妈妈、没有母乳不够的妈妈。评估宝宝是否吃饱是有科学根据的,可以从宝宝的大便、小便及体重的增长来评估。天下的妈妈都是一样的,就算宝宝已经超重了,但在妈妈的眼里永远都会担心宝宝吃不够。但是若宝宝真的吃不够,母乳宝宝会自立自强地多吸几次奶,来帮助乳汁分泌得更多,这种行为称为"追奶",或者妈妈可以动用冰箱中的库存,倘若没有库存需要添加配方奶时,可以有几种选择:

1 选择一天当中最需要家人帮忙的时段,当餐以配方奶取代。

2 每次喂完母乳后,宝宝有明显没吃够的反应时,补充部分配方奶。使用此方法时请留意:聪明的宝宝会马上察觉,原来只要我有某些表示,我妈妈就会给我吃配方奶,那么,宝宝就会越来越懒得自己吸母乳了;不过这个方法也是最多新手妈妈使用的伎俩,以满足自己的信心不足,但结果总是得不偿失。

3 千万记得,别异想天开地把母乳与配方奶泡在一起,如此不但会影响母乳中珍贵的营养成分及抗体,还会影响宝宝对味道的喜好,而使宝宝选择味道较香浓的配方奶,失去对母乳的兴趣。

如何搭配副食品?

小儿科医学会建议宝宝6个月后开始添加副食品,而添加副食品的原则是:

1. 由简单、单纯的食物开始,如苹果、香蕉。
2. 选择不易产生过敏的食物,如米粉优于麦粉。
3. 每次只尝试一种新食物,并维持2~3天。
4. 观察宝宝的喜好、皮肤是否有红疹、大便是否异常等。
5. 如果发现宝宝对新食物不喜欢,不代表永远不喜欢,可先停用数周后再尝试看看。

Q12

哺乳期间，
生病了可以吃药吗？

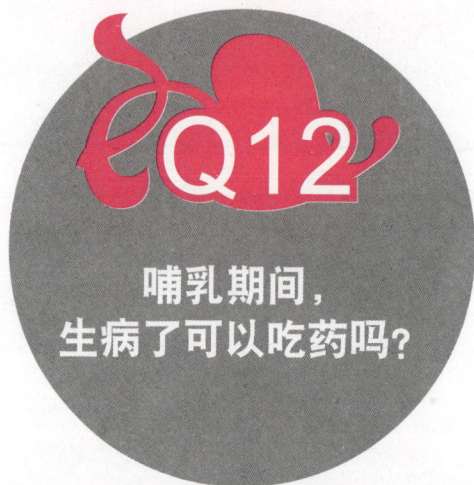

当妈妈，尤其是正在喂母乳的妈妈一定会很担心：我生病会不会影响到宝宝？会不会传染给宝宝？吃药会不会影响乳汁的分泌？我到底该不该吃药？因为有满脑子的顾虑，所以通常喂母乳的妈妈生病时会有两种情况：一是尽量忍，忍到忍无可忍的时候才去看医生。二是警觉性很高，有点风吹草动就会先去找医生，以免病情严重而传染给宝宝。不论你是哪一种，出发点都是为了宝宝好，若选择看医生吃药，应特别注意：

1 看病时，先告知医生目前正在喂母乳，主动提供信息让医生知道，以便医生选择不会通过乳汁给宝宝的药物。

2 可以找妇产科医生看病，因为大部分怀孕时可以用的药（怀孕时的用药是非常小心谨慎的）哺乳时也可以用。

3 也可以找小儿科医生看病，因为一般如抗生素，只要是宝宝可以用的，表示安全性也高，通常妈妈使用时，也可以正常喂母乳。

4 大部分的药物，在母乳中的含量都是很少的，对宝宝的影响并不很大。

5 若妈妈的确需要服药，但又担心会影响宝宝，那么有一个安全的法子——每种药物皆有所谓的半衰期（也就是药物在血液中的浓度下跌了一半以上，所需的时间，大多数的口服药为60~90分钟），利用这个安全的准则，妈妈可以在吃药前哺乳，也可以在吃完药的2小时后再进行哺乳。

6 若妈妈仍不放心，那么请你未雨绸缪，平日储存一些母乳，在不方便时就可以派上用场了。

以上方法提供给妈妈参考，但记得若是妈妈有特殊疾病需要特殊用药时，应与医生讨论，尽量以不影响喂母乳为原则，若非得暂停几天，等停药后再继续喂，那么记得暂停喂奶的那几天，务必得将母乳挤出丢弃，否则几天后，等妈妈想要开始喂母乳时，很可能就无奶可喂了（因为供需原理）。

最常见的问题是妈妈感冒了，在此要提醒妈妈们，若是在感冒期间更是要坚持喂母乳，因为此阶段的妈妈可以立即将目前正在制造产生的抗体，经母乳传输给宝宝，那会不会把感冒也传染给宝宝？其实感冒传染和喂母乳无关，感冒是经由空气传染，只要家人感冒都是有机会传染给宝宝的。

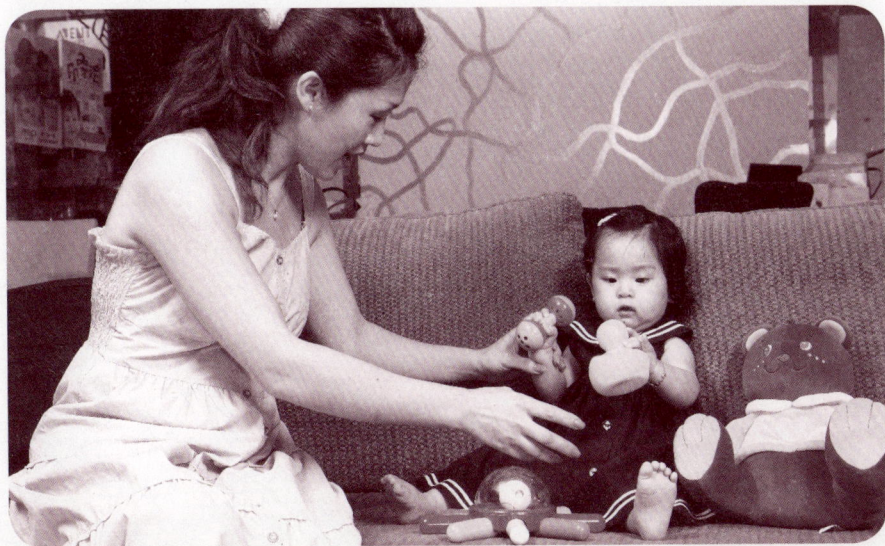

Q13

拍X射线片或使用麻醉药，需要停止喂母乳吗？

A 专家说：一般而言，拍X射线片对母乳的哺喂是不会造成影响的，甚至是乳房摄影、电脑断层摄影（CT scan）及核磁共振（MRI）都不会影响母乳的哺喂，那么更别说是牙科的局部X射线摄影了，所以妈妈若有接触以上的医学检查，大可放心地继续喂母乳。

提到牙科，有些妈妈担心牙科治疗的局部麻醉会影响宝宝，常忍着痛不敢看牙齿，应该说，少量的局部麻醉通常是不会进入乳汁中的，就算有些许的麻醉药经由血液进入乳汁中，其量也是微乎其微的，不必担心，如果还是不放心，建议妈妈在治疗后2~3小时再进行哺乳，这样就没有后顾之忧了。

Q14

吃母乳的宝宝
是不是容易拉肚子？

A 何谓拉肚子？相信每个人对拉肚子的定义都不相同，稀稀的、水水的、糊糊的，甚至软软的，既然认知不同，那么建议大家：当你认为宝宝拉肚子了，或是大便状况和平日有所不同，应该带着宝宝就医，连同有异状的大便尿布一起带到医院，由专业医生判断是否有问题。初乳有轻泻作用，可加速宝宝清除胎便及黄疸，但仅限于初乳。母乳中的成分，容易消化吸收，大便形态可能比较软，所以通常宝宝不会有便秘的问题，用一点点力，就能轻而易举将一肚子大便一扫而空，喂母乳初期大便次数可能会多一点，但是解出来的形态若是稀糊便，是完全正常的。另外，宝宝的大便颜色是注意的重点。

爸爸、妈妈都是过敏体质，
怀孕及哺乳期间，
是不是要避免所有可能
导致过敏的食物？

A 过敏疾病是一种儿童常见且难缠的慢性病，家族史是一个重要的依据。也就是说，如果父母双方都有过敏性疾病，那么宝宝成为过敏儿的机会就相当高。如果宝宝有可能是过敏体质，喂母乳可以降低宝宝过敏的症状，若是妈妈能在哺乳期间做好饮食控制，生活环境能更加注意，那么，对控制宝宝日后的过敏问题会有很大帮助。

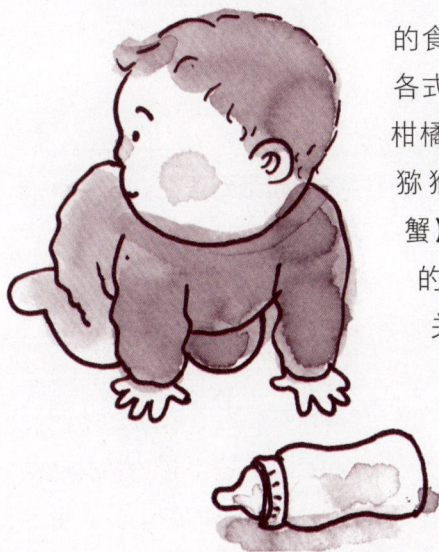

在饮食方面：哺乳期间，高过敏性的食物应尽量避免食用，包括：鲜奶、各式奶制品（酸奶）、麦类（麦粉）、柑橘类（橘子）、有毛的水果（草莓、猕猴桃）、蛋白、有壳海鲜（虾、蟹）、坚果类（花生）、巧克力；所谓的避免并非完全禁止，偶尔吃一点也没关系，妈妈无须有太大的压力。

在生活环境方面：尽量避免尘螨的产生，保持空气流通，禁止吸烟及二手烟，不用有毛玩具及地毯，应使用百叶窗或卷帘。

Q16

喂母乳是否容易腰酸背痛?

A 喂母乳并不是一件简单的事，但也不是一件劳累的事！很多妈妈会将所有的体力及心思，全心全意地用在宝宝身上，这固然是表现出妈妈对宝宝疼爱有加，但是，照顾孩子是一辈子的事，所需要的精神及心力是永远都无法足够满足的。所以，妈妈在喂母乳的同时，一定要随时注意自己的姿势及舒适度，保持轻松而且舒服的喂奶习惯，包括姿势及情绪；产后腰酸背痛，通常是因为长时间使用不正确的姿势，造成肌肉紧张及疲惫，从而产生酸痛；可以通过热敷及按摩来改善，但是如果姿势

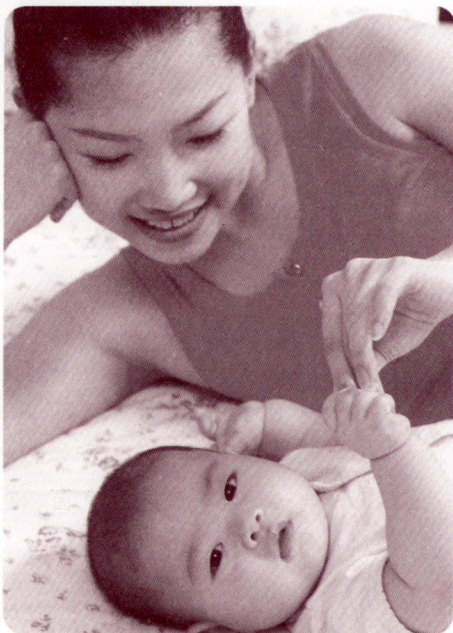

妈妈在喂母乳的同时，
姿势及情绪一定要轻松而且舒服。

无法矫正，那么在腰酸背痛后，韧带受伤等就会围绕在你的身边，永远伴随着你！所以，建议妈妈们一定要学会躺着喂奶，才能使喂母乳成为一件轻松快乐的事。

Q17

喂母乳时，咖啡、麻辣火锅都不能吃吗?

A 享受美食也是舒缓压力的一种有效的方法，如果喂母乳要做这么大的牺牲，人生就会变得太枯燥乏味了。教妈妈们一个好方法：首先要掌握宝宝喝奶的间隔频率，适当地运用间隔时间，选择一次宝宝喝奶间隔长的时段；先喂饱宝宝，然后再吃你想吃的东西，如果你选择的美食是属于高刺激性的食物（咖啡、可乐、麻辣火锅），那么你必须要有本钱，就是有库存的母乳，因为你必须把下一次的母乳挤掉，不要给宝宝喝，或者你可以观察，当你吃完刺激性美食的同时，宝宝喝了母乳后的反应，说不定宝宝也喜欢吃呢！

不过安全起见，我们不希望拿宝宝做这种无聊的实验，有研究显示，妈妈吃高刺激性的食物时，可能会影响乳汁的味道及成分，当然对于宝宝的状况也会有所影响（如精神亢奋、拒喝母乳等）；所以，妈妈们平时可以准备一些安全的母乳，以备不时之需，希望妈妈们在为宝宝牺牲奉献之余，同时也能将自己的情绪保持最佳状态，适当的时候别忘了好好疼爱自己一下。

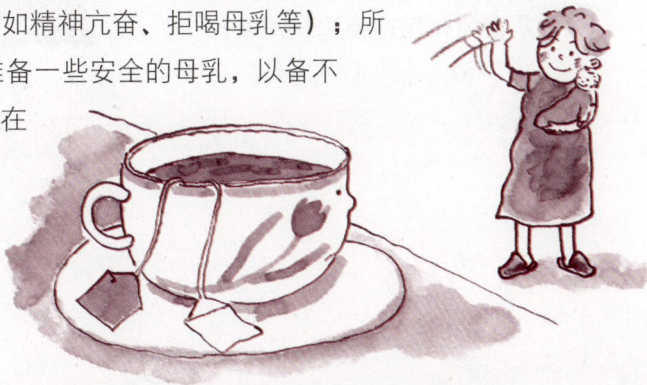

Q18

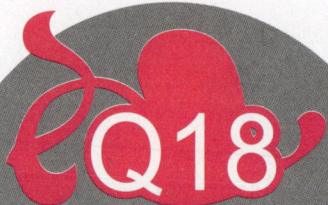

年轻妈妈、高龄产妇的乳汁会不会比较少？

A 乳汁的多少取决于产后是否尽早让宝宝吸母乳（产床上即刻吸吮），宝宝是否正确含乳，妈妈是否能依照宝宝的需求喂奶、让宝宝多吸乳房，是否有适当的休息、均衡的饮食、足够的水分，并且保持轻松愉快的心情。而年轻或是高龄，最大的不同在于信念的坚持度。所以，年龄的大小并不会影响乳汁的分泌。

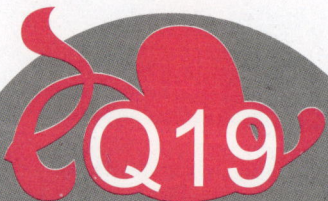

Q19

乳汁在乳房中放太久，会不会酸臭？前面挤出来的奶是不是不能喝？

A 乳房并不是冰箱，不会有太大的温度变化，乳汁在乳房内不会变质，但是会变少。当乳房太过充盈时，乳腺组织会分泌一种抑制激素，抑制乳汁的分泌，使乳汁越来越少。因此，应该定时将乳汁排出，最好尽量让宝宝直接吸吮，因为宝宝是最佳的吸乳器。

Q20

产后几天内，乳汁只能挤出几滴，宝宝够喝吗？

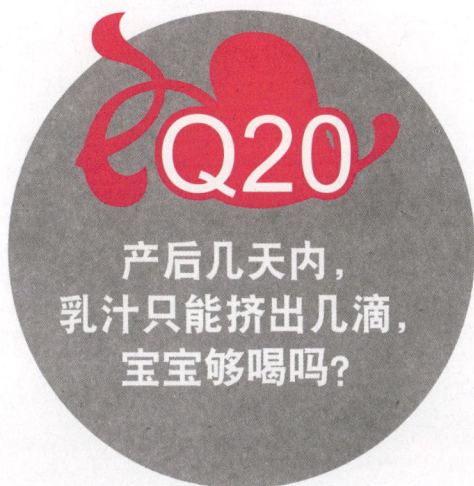

A 乳汁的量一直是妈妈们最"滴滴计较"的，每位妈妈挤奶时最在意的就是挤了几毫升，够不够宝宝喝，颜色如何，营养多不多，反正是一大堆问号在脑袋里萦绕。事实上，产后的3~5天内，多数的妈妈所挤出来的奶量通常只有3~5毫升（如果这时候的妈妈能一次挤出20~30毫升，那么这位妈妈的"奶途"必定无可限量），因为初乳的量虽并不多，颜色较黄且浓，但却足以提供宝宝头几天的营养及热量；3~5天之后，初乳会慢慢地由过渡乳转变为成熟乳，其过程约7天，成熟乳的奶量开始变大，能使乳房感觉充盈，让妈妈有"奶水来了"的感觉，使妈妈能明确地看到乳汁流出，信心大增。

其实，母乳的分泌是一种供需原理，经过宝宝多次的吸吮刺激，可以发出信息要求大脑提供更多的乳汁，尤其是在10~14天，妈妈的乳汁分泌及宝宝的喝奶机制逐渐达成平衡，也就是妈妈开始有成就感的时期了。换言之，妈妈们在喂母乳刚开始的前两个星期，绝对是辛苦的！需要给宝宝多次的吸吮以刺激乳汁的分泌，一份耕耘，一份收获，千万不要因为一时的误解（只能挤出几滴乳汁）而气馁。

Q21

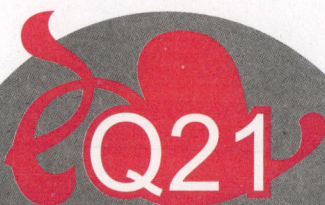

6个月以后的母乳就没有营养了吗?

A 这是八成以上妈妈心中最大的疑虑。但事实上,这是个错误的说法,显示出我们整个社会对于母乳的无知。母乳是宝宝的最佳食物,其成分会随着宝宝的成长而改变,6个月以后的母乳并非不再有养分,而是因为此时的宝宝开始添加副食品,母乳将会自动调节成宝宝所需的养分,使宝宝的营养恰到好处,不至于让宝宝的营养过剩,导致肥胖。

母乳本质上就是一种"奶",即使宝宝已经超过6个月,即使妈妈泌乳已经超过6个月,母乳里当然还是含有蛋白质、脂肪以及其他在营养上重要且适当的成分,是宝宝所需要的。而母乳中所含的保护因子对大宝宝尤其重要,可帮助大宝宝对抗疾病,并减缓疾病的严重程度。由于宝宝的免疫系统尚未成熟,母乳所提供的保护在6个月后持续有效,即使喂奶的次数减少,仍具保护力。甚至,母乳中含有某些能够保护宝宝免于感染的免疫因子,妈妈就像一位快递员,随时把自己身上所制造出来的抗体,立即经过母乳转送到宝宝的身体里。

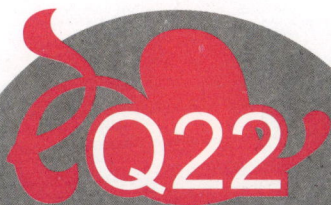

Q22
喂母乳两个星期后，发现乳房很明显的一边大一边小，该怎么办？

A 当宝宝两周大时，母乳的供需量已逐渐达到平衡，此时的妈妈喂母乳的技巧及宝宝的配合度都能达到最佳境界；于是，会发生"习惯上"的问题，比如：妈妈发现宝宝的喜好，习惯让宝宝吸某一边的乳房；或者妈妈觉得某些姿势喂母乳比较顺畅，就忽略了两边乳房应左右开弓。一两天或许没有感觉，但是日子一久，便会造成两边乳房大小不一：工作频繁的一侧乳房，乳汁的分泌量会多，乳房也就比较大；相反的，另一边乳房因为工作量少，乳汁的分泌量就少，乳房也就比较小。

然而，身材外观是女人非常在意的一件事，两边乳房不一样大，可是会影响美丽的！其实妈妈不必担心，没有什么事情是无法解决的。若宝宝习惯吸右边乳房，一碰左边乳房就哭，妈妈心疼宝宝，干脆只喂右边，这时候建议妈妈：可以选择在宝宝正想要喝奶时，先让宝宝吸左边乳房，妈妈要记住，需要一定程度的坚持，要求宝宝配合。若实在没有办法，拗不过你的宝宝，那么举白旗投降的妈妈，只好辛苦点，将左边乳房的奶挤出来。

不过要注意的是：如果右边乳房让宝宝"吸"8次，那么左边乳房就应该"挤"10次，因为宝宝吸吮的力度远胜于手挤或是吸乳器；相信通过这样的方式，几天后乳房的大小就能恢复到往日的均衡了。

Q23

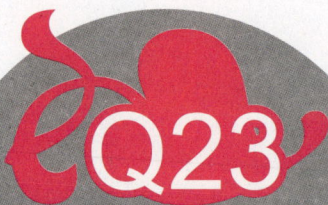

因故（如出国、调职）中途必须放弃喂母乳，如何与配方奶衔接？

A 现代的家庭组合大多为双薪家庭，职业妇女居多，产假结束后所面临的就是工作的压力及层出不穷的育婴状况。压力对母乳的影响极大，若再加上妈妈必须出国甚至调职，可说是雪上加霜。为了避免此状况的发生，建议妈妈们能在产假期间准备好"安全库存量"以备不时之需。倘若仍然不够用，或许就得考虑添加部分的配方奶了！此时妈妈们就得从长计议，规划出自己及宝宝的母乳计划，大体可分为两种模式：

1 **半天妈妈：** 也就是除了上班以外的时间，每天都有亲自照顾宝宝的时间，那么妈妈上班时间尽量利用时间挤奶，下班后带回家中保存，以供宝宝隔天使用；当能与宝宝在一起时，把握时机让宝宝吸吮乳房，顺便安抚宝宝白天与妈妈分离所缺乏的安全感，然而妈妈若无法挤奶，家中的"安全库存量"又日渐消耗，可以考虑白天由家人或保姆喂配方奶，晚上仍然亲自哺喂母乳，如此的混合喂法，依然可以保持"细水长流"，天天都可以将妈妈身上所产生的新鲜抗体，直接输入给宝宝，让宝宝持续健康。

2 **假日妈妈：** 顾名思义是只有假日才有机会与宝宝相聚，如此代表一定得放弃母乳吗？其实不然，由于社会的进步，有种便利的服务业——快递，它们可以将妈妈每天挤出来的爱心奶水，定时采用冷藏保鲜限时专送，由于运送成本的关系，可以每周1~2次，加上妈妈亲自配送1次，这么一来宝宝仍然可以天天享用妈妈的爱心母乳。其实，方法非常之多，就看妈妈们想做到什么程度了！

第 一 次 喂 母 乳

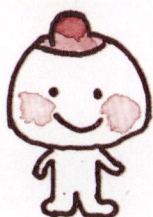

大大有效的
发奶食谱

月母补乳汤　　　　山药乌鸡汤

鲜鱼豆腐汤　　　　青木瓜鱼片汤

老姜麻油虾汤　　　奶油鲜鱼汤

鲈鱼清汤　　　　　糙米排骨汤

黑芝麻猪蹄汤　　　王牌泌乳茶

芡实薏仁排骨汤

担心乳汁不足是很多准备哺乳或是开始哺乳的妈妈最常遇到的问题，而食谱又是坐月子最应注意的问题，所以在自己母乳不足时，最直接的想法就是：有什么食物吃了会让乳汁分泌量增加呢？下面我们就来介绍几种催乳发奶的食谱；但别忘了，让宝宝频繁且正确吸奶才是让乳汁多了又多的不二法门。

月母补乳汤

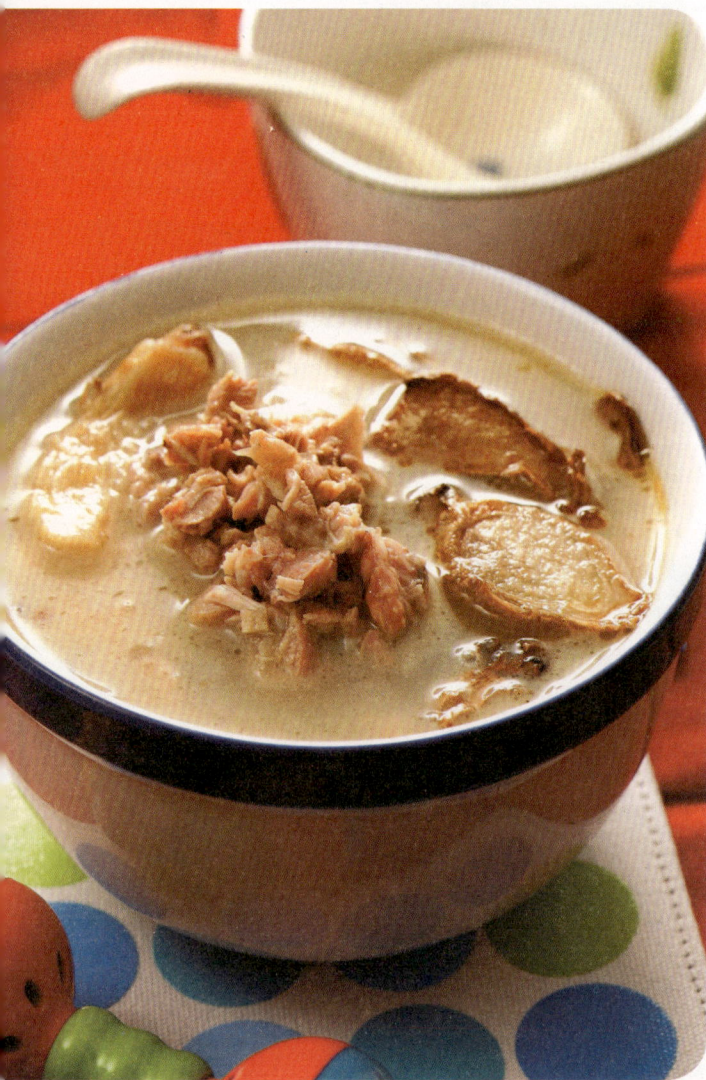

材料：
母鸡1只、米酒（适量）、葱、老姜、清水

做法：
1. 买鸡时，请将鸡骨架及鸡肉分开装并去皮。
2. 鸡骨架先洗净，以热水汆烫，去除血水。
3. 加入清水、老姜后，以小火炖煮2~3小时。
4. 将鸡胸肉及鸡腿肉拍碎剁成鸡茸，并加少许清水（或米酒）调稀，放入葱及姜备用。
5. 将煮好的鸡骨清汤滤净，并去除浮油后重新加热。
6. 将调好的鸡茸倒入汤内搅匀，待汤再度滚开后，捞去上浮的油沫及杂质，即完成月母补乳汤。

特色
材料简单、准备容易，内容富含蛋白质，鸡茸因未熬煮过久，所以肉质鲜嫩，汤味香甜，清淡又不失功效，产后可益气补体，促进乳汁分泌，是产后补身体的最佳选择。也是食欲不振者的首选。

鲜鱼豆腐汤

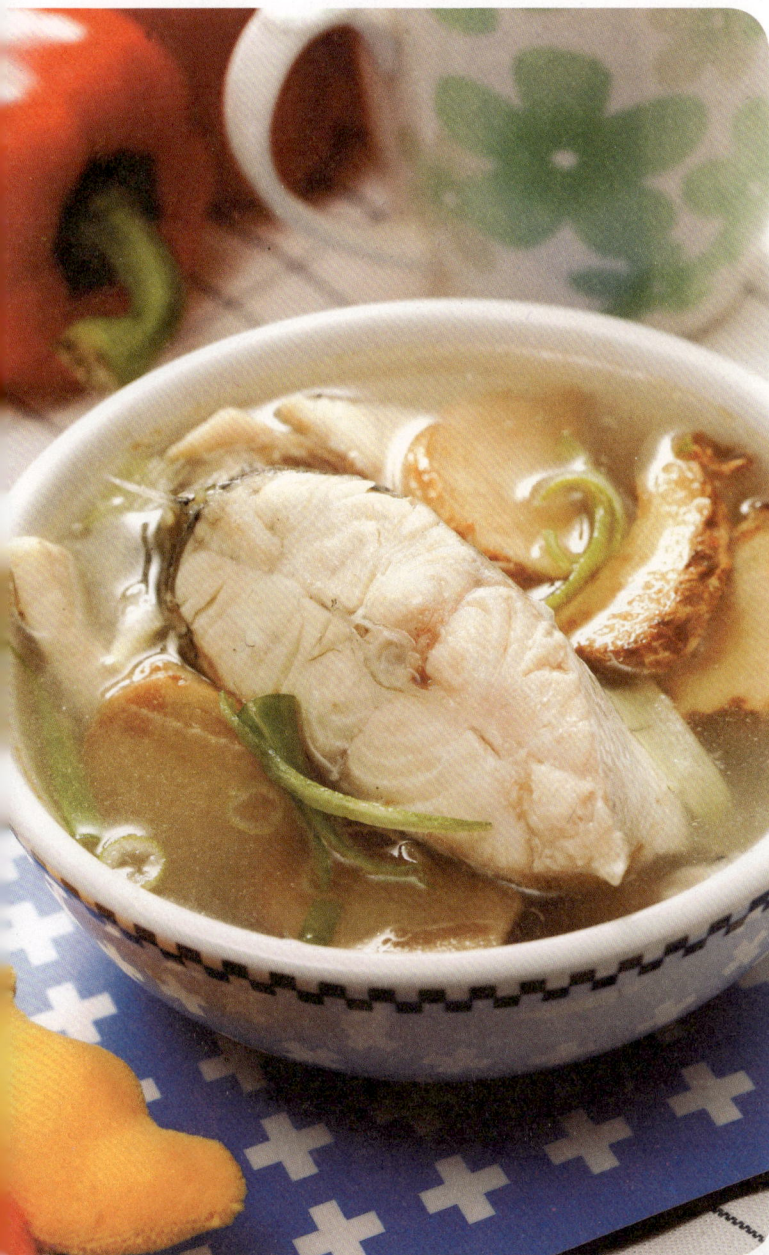

材料：

鲜鱼1条（鲫鱼或鲈鱼250~300克）、豆腐约450克、米酒、油（麻油或苦茶油）、姜、葱花、少许盐

做法：

1. 豆腐切成薄片或块状，以滚水加少许盐，将豆腐氽烫，沥干待用。

2. 锅里加入些许麻油或苦茶油，爆香姜片，将鱼放入锅内煎成两面微黄，加入米酒或适量的水（依个人需求）以小火熬煮20~30分钟，放入氽烫过的豆腐片，起锅前撒上葱花。

特色 鲫鱼、鲈鱼及豆腐含有丰富的蛋白质及胶质，并且有良好的催乳作用，对产后妈妈身体恢复及伤口修复，有很好的作用，鲫鱼又称为"喜头鱼"，意思是生子有喜的时候食用，营养丰富又可促进乳汁分泌。

老姜麻油虾汤

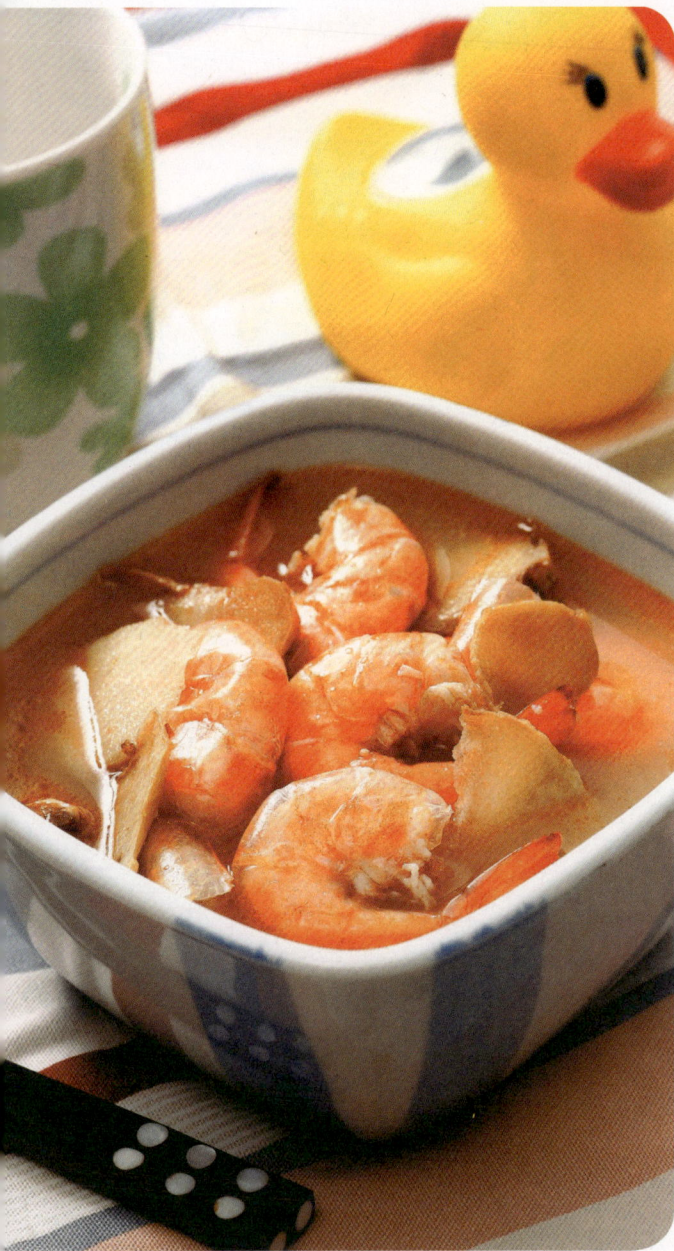

材料：

虾约250克、老姜适量、麻油适量、米酒

做法：

1. 将虾洗净，以剪刀修剪虾脚及头部顶端部分，使虾看起来更为可口，洗净后并将虾头及身体分开待用。
2. 老姜切片，以麻油爆香。
3. 另起一锅，将所需的米酒或是水，先加热滚开待用。
4. 将虾头下锅连同麻油老姜爆炒。
5. 待虾头炒熟时，将滚开的米酒水倒入。
6. 中大火熬煮20~30分钟，将虾身体放入锅中后2~3分钟即可。

特色

老姜、麻油及米酒是坐月子必备的材料，可以祛寒、补身体，促进恶露排除，在此要提醒对虾有过敏体质的妈妈，应减少摄取有壳海鲜，这道汤品也可以用鸡肉或猪腰肉取代，但熬煮的时间需加长40~60分钟。有个烹调技巧要传授给大家：上述3的方法，先将要加入的米酒水加热到滚烫后再倒入已翻炒好的老姜、麻油锅中，能使汤品颜色浓白，更加营养美味，看起来像是熬煮了好几小时似的。一般建议产后一星期内，先以苦茶油烹调食物，待伤口完全愈合后再以麻油烹调。

鲈鱼清汤

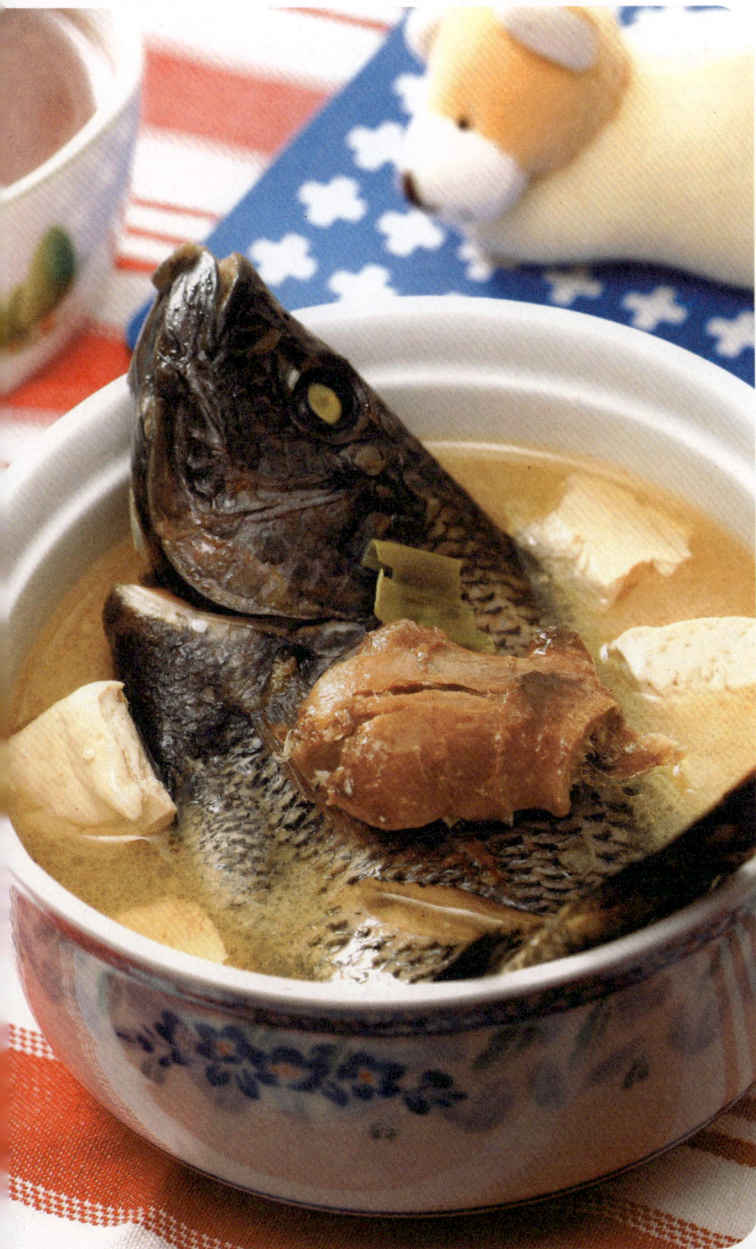

材料：

鲈鱼1条（若太大，可分成2~3段）、姜块、米酒（视个人需求）

做法：

1. 鲈鱼应先洗净，去血水及杂质。
2. 将适量的水约1000毫升煮开。
3. 把鲈鱼及姜块，放入煮开的水中约20分钟后，去除上层的杂质即可。

特色 鲈鱼的蛋白质及脂肪品质佳，对产后的伤口组织修复及补充体力很好，而且容易消化吸收，姜块清汤在月子期间是产妇最能接受的食物，可多喝点汤，哺喂母乳所需的蛋白质、脂肪及水分就全靠它了，况且姜块又可祛寒，建议妈妈能将姜块一并吃下，姜块亦是一种不可多得的高纤维食材，有助于改善妈妈产后便秘的问题。

黑芝麻猪蹄汤

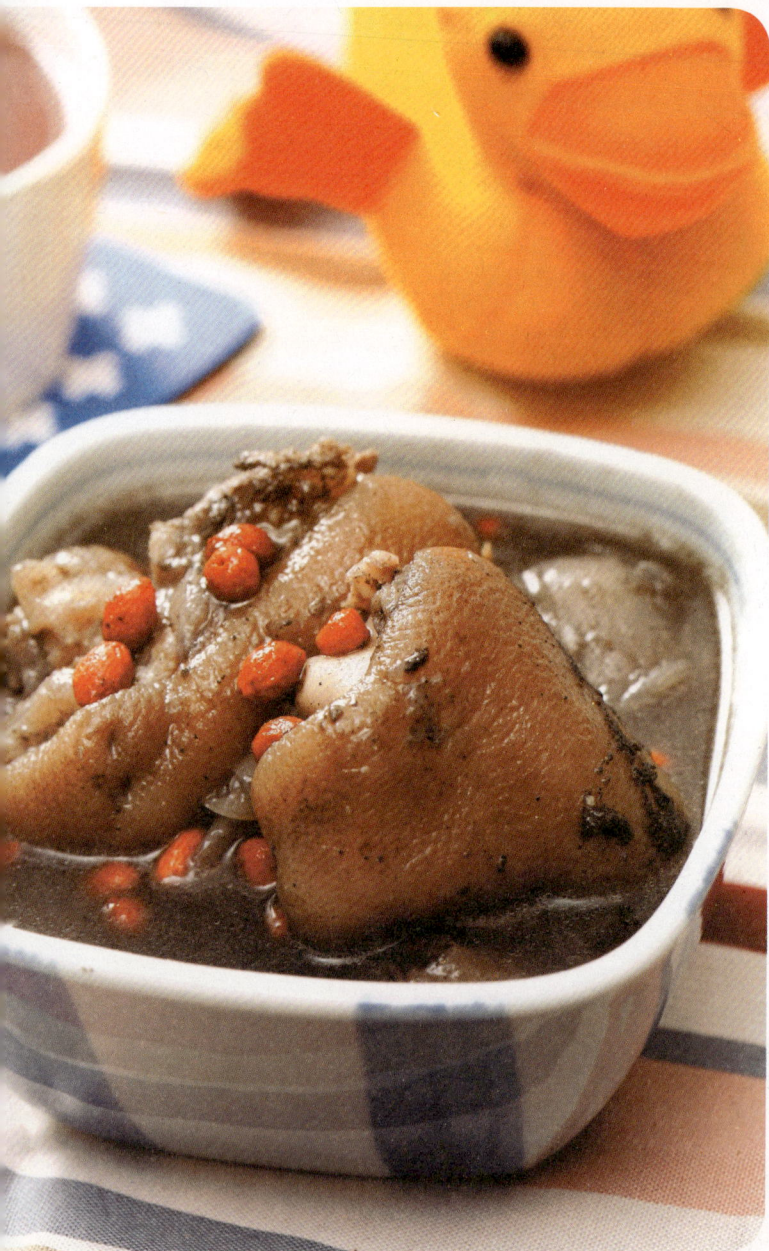

材料：

黑芝麻100克，猪蹄1只，水或米酒（视个人需求）

做法：

1. 将黑芝麻炒香，磨成粉末待用。
2. 猪蹄洗净、切块。
3. 先以热水烫去血水。
4. 以约半锅水或米酒（超过猪蹄），煮熟猪蹄约需90分钟（依个人需求）。
5. 待猪蹄肉熟烂时，加入适当调味料（视个人情况不加亦可）
6. 取猪蹄汤加入黑芝麻末拌匀饮用。

特色 传统产妇常吃的是猪蹄花生汤，但哺喂母乳时，若有过敏体质，应避免花生等坚果类，况且黑芝麻内含丰富钙质，亦可养血、壮筋健胃、增乳、催乳汁，使乳汁源源不断，对产后血虚乳汁不足效果极佳，并且可使头发乌黑亮丽，值得推荐给想要增加乳汁的妈妈。

芡实薏仁排骨汤

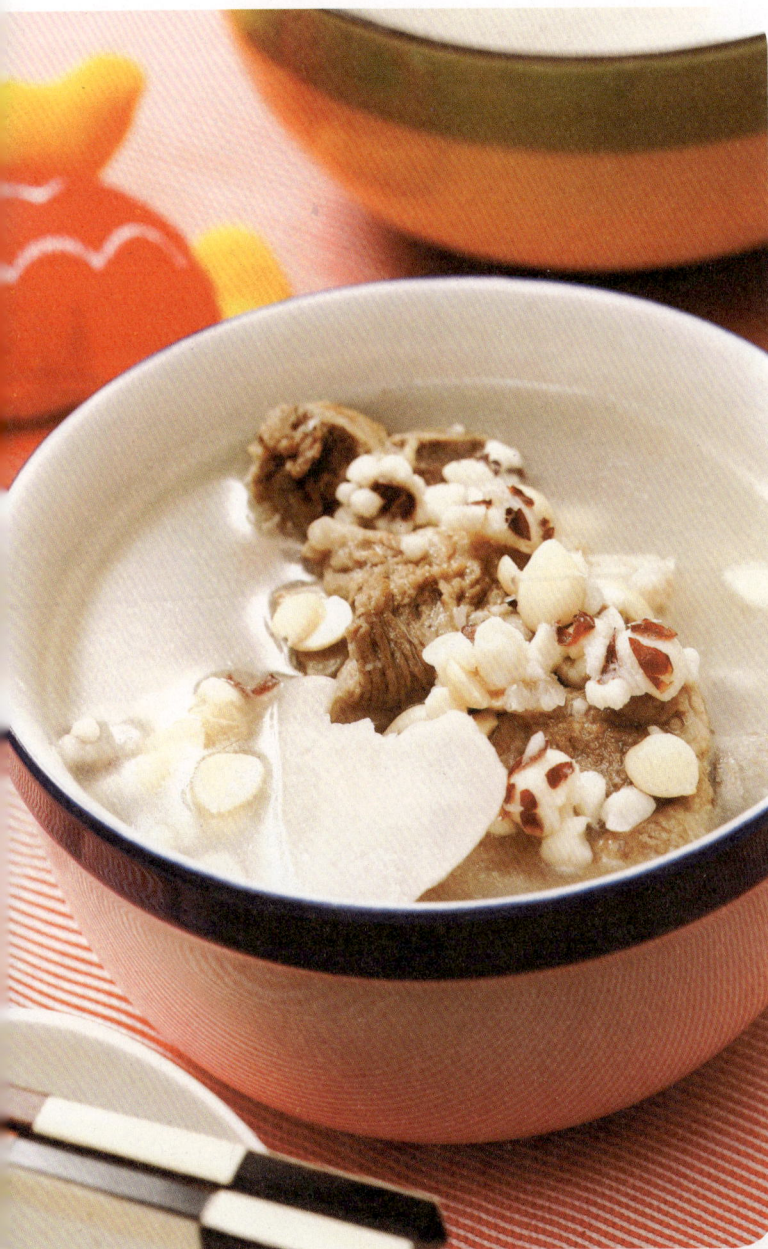

材料：

芡实约50克、薏仁米50克、排骨200克、水或米酒（视个人需求）、姜片少许、当归2片

做法：

1. 芡实、薏仁米洗净后，浸泡约2小时。
2. 排骨洗净后，用热水汆烫备用。
3. 加入浸泡好的芡实、薏仁米、姜片及水或米酒约1000毫升。
4. 熬煮约2小时，即可食用。

特色

芡实含丰富的蛋白质、钙、磷、核黄素，可健脾生乳促进乳汁分泌、治疗腰酸背痛，属性较为平和，任何体质皆适用。薏仁具有消炎、利尿、排脓、镇痛、消肿作用，是蛋白质及脂肪含量最丰富之谷类，亦含多量的维生素B₁、维生素B₆和铁、钙质，为一般禾谷类未具有的特性。最适合产后哺乳的妈妈，使乳汁源源不断。

山药乌鸡汤

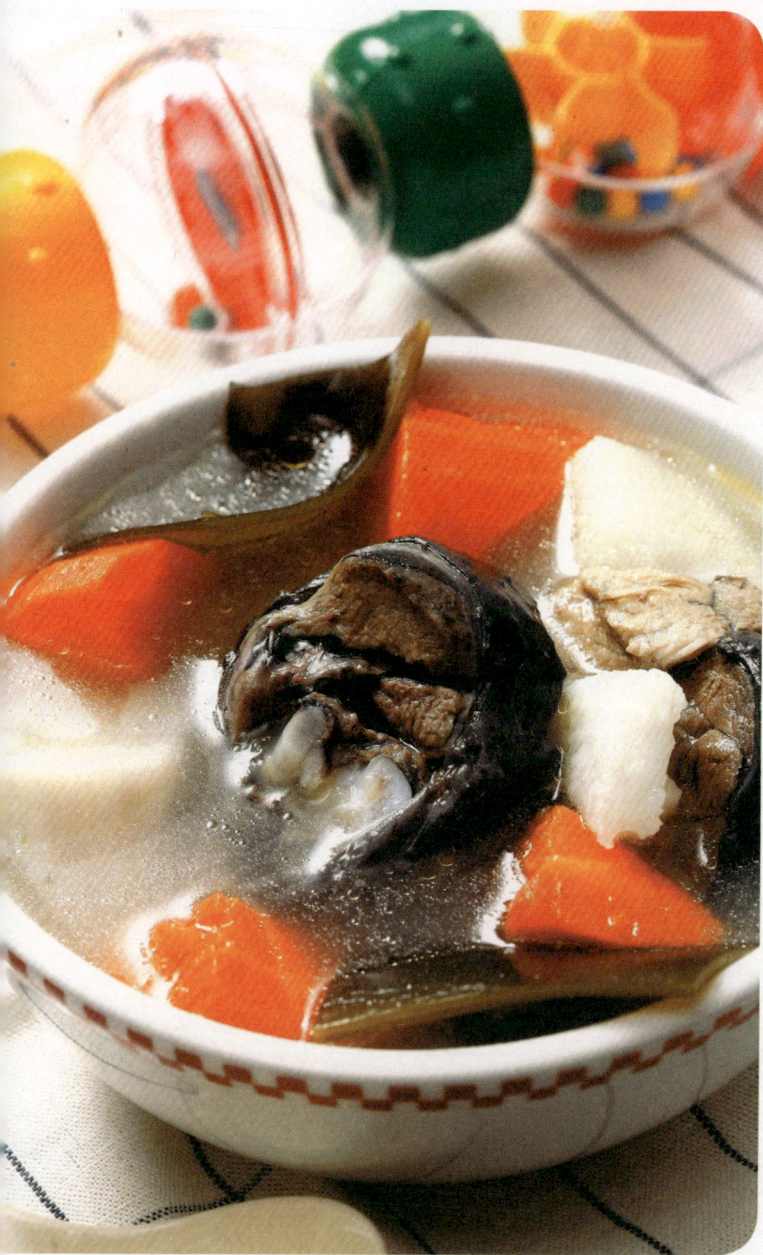

材料：

山药100克、乌鸡半只、胡萝卜半条、海带10克、姜少许、水或米酒（视个人需求）

做法：

1. 山药、胡萝卜切块、姜切片备用。
2. 乌鸡切块洗净后汆烫。
3. 乌鸡加入水或米酒、姜、海带及胡萝卜熬煮约60分钟。
4. 加入山药继续熬煮约20分钟后，加入适度调味料，即可食用。

特色 山药有开胃健脾的功能，含有丰富的黏液质及淀粉，具有极高的营养价值，是月子期间不可缺少的补养佳品，且不燥热，汤内又加入有β胡萝卜素的胡萝卜及高营养的海带，不但配色好看，对于产后食欲欠佳的妈妈、不仅可以开胃，更能增加乳汁分泌。

青木瓜鱼片汤

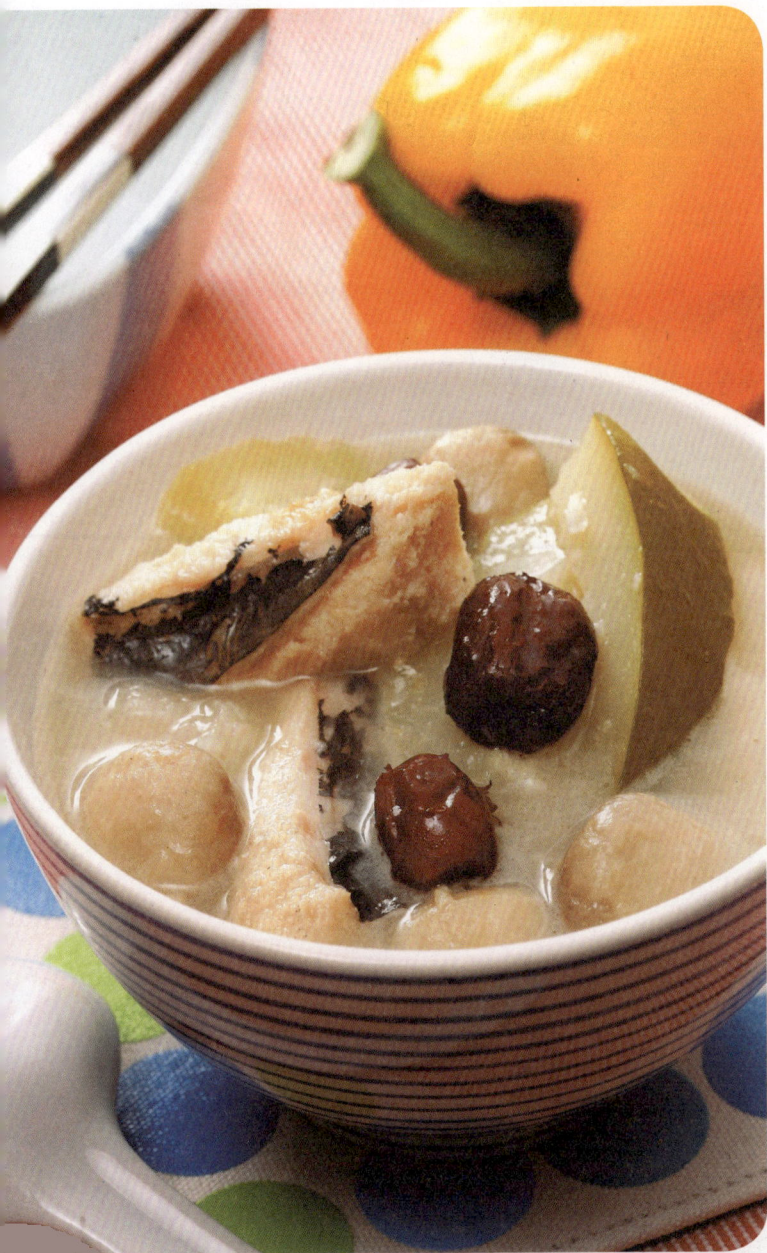

材料：

青木瓜250克、鱼片200克、姜片、水或米酒

做法：

1. 将青木瓜去皮、去瓜核，切块备用。
2. 将切块的青木瓜加水或米酒及姜片，滚煮约20分钟。
3. 加入鱼片，2~3分钟即可食用。

特色 鱼片含有蛋白质、脂肪、钙、磷、铁及维生素B_1、维生素B_2、维生素A等多种营养成分。此汤品可暖胃、补虚、祛风寒、润肤、助消化，可明显改善乳汁过少的情况，是产妇哺乳及月子期间非常适合的汤品。简单、易烹调（亦可改成青木瓜排骨汤）。

奶油鲜鱼汤

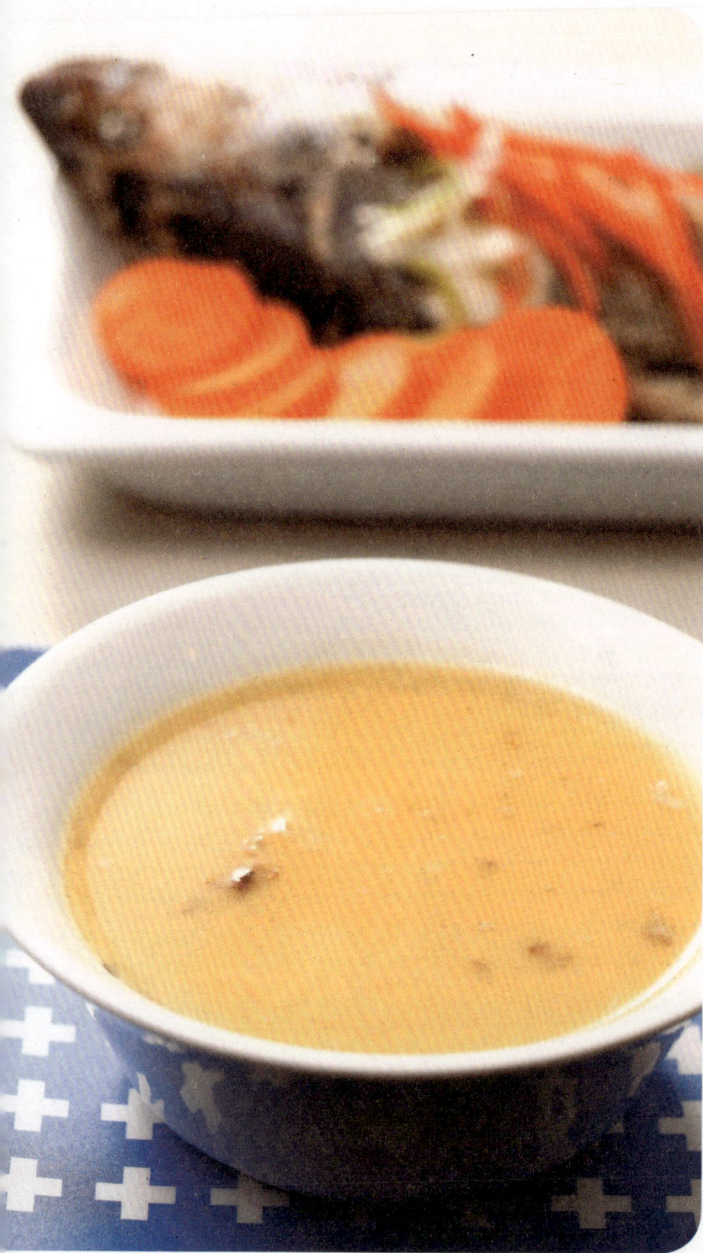

材料：

麻油或苦茶油、鲫鱼或鲈鱼1条400~500克、姜、水或酒约1000毫升

做法：

1. 将购买回来的鱼洗净，并在刀背上划上刀纹，可以人字形滑刀切开。
2. 将适量的水或酒先倒入另一锅中先行煮沸。
3. 麻油或苦茶油热锅，以姜爆香。
4. 将处理好的鲜鱼用纸巾吸干多余的水后，轻放入锅中煎。
5. 待鲜鱼两面煎略黄，随即加入煮沸的水或酒，再熬煮5~10分钟，使汤变得白浓香醇，加入适当调味料，即可使用。

特色 此做法使汤品颜色白浓、味道鲜美，不但含丰富蛋白质、胶质、钙、磷等营养成分，更可祛寒、补身、增进食欲、增加乳汁分泌，是月子和哺乳期间必备的佳肴。再次提醒妈妈，在伤口未完全愈合前，应减少麻油及酒的摄取，先以苦茶油替代。

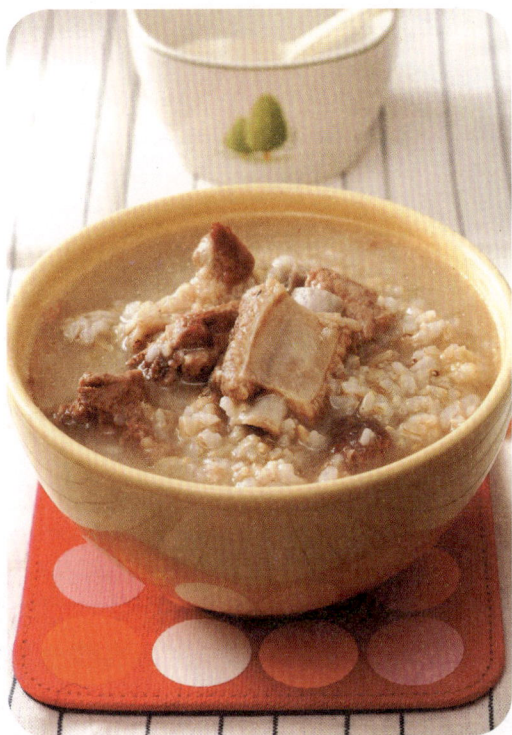

糙米排骨汤

材料：

排骨200克、糙米半杯、姜片、水或酒

做法：

1. 将排骨切块洗净汆烫备用。
2. 糙米洗净备用。
3. 将汆烫过的排骨、糙米及姜片加入滚水（或酒）中，煮60~90分钟。

> **特色** 此汤品含丰富的蛋白质、钙质、纤维质及维他命B族。

王牌泌乳茶

材料：

蒲公英6克、夏枯草10克、王不留行10克、当归3克、金银花6克、红枣7颗，水600毫升

做法：

水滚后放中药材，盖上盖子煮20分钟，分成两碗，早晚各一碗即可。

> **特色** 虽然喝起来有点苦苦的，但是催乳功能堪称王牌，是很多妈妈都推荐的泌乳饮品。

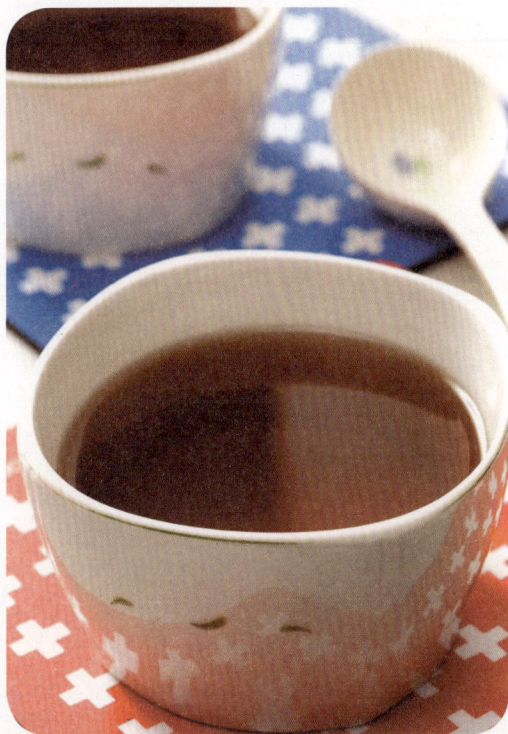

© 2009，简体中文版权归辽宁科学技术出版社所有。

本书由中国台湾朱雀文化事业有限公司授权辽宁科学技术出版社在中国大陆范围内（不含中国香港地区和中国澳门地区）独家出版简体中文版本。著作权合同登记号：06-2008第356号。

版权所有·翻印必究

图书在版编目（CIP）数据

第一次喂母乳 / 黄资里，陶礼君著. —沈阳：辽宁科学技术出版社，2009.2

　ISBN 978-7-5381-5723-9

　Ⅰ.第…　Ⅱ.①黄…　②.陶…　Ⅲ.母乳喂养－基本知识　Ⅳ.R174

中国版本图书馆CIP数据核字（2009）第015510号

出版发行：辽宁科学技术出版社
　　　　　（地址：沈阳市和平区十一纬路 29 号　　邮编：110003）
印　刷　者：北京地大彩印厂
经　销　者：各地新华书店
幅面尺寸：168mm×236mm
印　　张：7
字　　数：120千字
出版时间：2009年2月第1版
印刷时间：2009年2月第1次印刷
策　　划：盛益文化
责任编辑：卞小宁
封面设计：北京水长流文化发展有限公司
版式设计：北京水长流文化发展有限公司
责任校对：李淑敏

书　　号：ISBN 978-7-5381-5723-9
定　　价：28.00元

联 系 电 话：024－23284376
邮购咨询电话：024－23284502
E-mail: lkzzb@mail.lnpc.com.cn
http://www.lnkj.com.cn
http://www.lssybook.com.cn